中华医学会行为医学分会
行为决定健康科普丛书

图说行为决定健康

杨志寅　吉　峰 等编著

求真出版社

图书在版编目（CIP）数据

图说行为决定健康/杨志寅等主编．—北京：求真出版社，2010.9
ISBN 978－7－80258－072－5

Ⅰ.①图…　Ⅱ.①杨…　Ⅲ.①保健—基本知识　Ⅳ.①R161

中国版本图书馆 CIP 数据核字（2010）第 153093 号

图说行为决定健康

主　　编：杨志寅等
出版发行：求真出版社
社　　址：北京市丰台区卢沟桥城内街 39 号
邮政编码：100165
电　　话：（010）83893585　83896965
印　　刷：北京兴湘印务有限公司
经　　销：新华书店
开　　本：787×1092　1/16
字　　数：230 千字
印　　张：13
版　　次：2010 年 9 月第 1 版　2010 年 11 月第 2 次印刷
书　　号：ISBN 978－7－80258－072－5/R・20
定　　价：29.00 元

《图说行为决定健康》编委会

主　编　杨志寅　吉　峰

副主编　曾广翘　张志群

　　　　　王　平　侯日霞

编　委　（按姓氏笔画为序）

　　　　　丁庆新　王　平　吉　峰

　　　　　杨志寅　杨　震　张志群

　　　　　段熙明　侯日霞　崔玉玲

　　　　　曾广翘

序 言

关于健康，早在 1948 年世界卫生组织（WHO）成立之初，就在其宪章中给出明确定义："健康不仅仅是没有疾病和不虚弱，而且是在身体、心理、社会功能三方面的完满状态。"1990 年 WHO 对健康的阐述中加入了道德健康的内容，健康的范围涵盖了躯体健康、心理健康、社会适应良好和道德健康四个方面。1992 年 WHO 在"维多利亚宣言"中又提出健康四大基石："合理膳食，适量运动，戒烟限酒，心理平衡。"健康有了可操作的定义，即保持健康的生活方式是保证健康的根本，再加上我所提出的"早诊早治"作为第五基石，绝大多数人的健康将得到完整的保证。

两千多年前《黄帝内经》就讲"圣人不治已病治未病"，又有"上医治未病之病，中医治欲病之病，下医治已病之病"之说，大意是高明的医生应该注重疾病的预防，防病患于未然。西方谚语也说："1 盎司的预防胜过 1 磅的治疗。"事实证明，按健康的生活方式生活，可使高血压的发病率降低 55%，糖尿病的发病率降低 50%，脑卒中、冠心病的发病率降低 75%，肿瘤的发病率降低 33%。可以肯定，只要遵循健康的生活行为方式，就可以把健康牢牢地掌握在自己手中，远离疾病，使生命之树长青。再者，导致我国人群死亡的前 8 种疾病如恶性肿瘤、脑血管病、慢性阻塞性肺病、心血管病、糖尿病等等病程均长达十几二十年，疾病早期即有异常，若能及时发现并及时施行预防性干预，也是保障健康的极重要环节。

把科学知识准确地转化为通俗易懂的语言，并非易事，它要将自己所掌握的医学知识，用最平常的词汇表达出来，还应该贴近生活，幽默轻松，同时又不失科学的严谨性。《图说行为决定健康》科普系列丛书采用"一个小故事、一句谚语、一句名言、一段歌词"的方式，引出一种健康生活方式或给出一种不良生活方式的对策，以积极的态度（并非回避）面对早期异常，以科普图书的形式对健康五大基石进行诠释。内容短小精悍、通俗易懂，可作为大众健康保健枕边书。

一部好的医学科普图书应该是：科学知识贯穿始终、理论知识深入浅出、让专业人士认同、让普通读者接受。由中华医学会行为医学分会主任委员杨志寅教授主编，求真出版社等出版的科普系列丛书《行为决定健康》及《图说行为决定健康》堪称是医学科普图书的精品。本书是杨志寅教授健康教育的最新力作，也是作者自己数十年健康生活经验的总结。它从健康观念到健康生活方式，从健康生活细节到各种疾病预防，为读者设计出一套切实可行的健康生活方案。形式轻松活泼，内容针对性强，让大家一看就懂，一懂就用，一用则灵。

《图说行为决定健康》一书中科学的理念、通俗的语言将打动每位读者的心，给读者带来健康福音。心动不如行动，健康光靠心动不行，关键在于行动。那就让我们行动起来，遵循健康的生活方式，健康生活每一天！

中国工程院院士

中华医学会名誉会长

钟南山

2010年7月22日

主编的话

有人说，把深奥的知识，用简单的语言说出来，是本事，是能耐。把复杂的东西简单化、深奥的知识浅显化、通俗化，这才容易进入他人的思维系统，并在大脑沟回中停留下来，以致接受。目前人们更多的呼唤这样的医学科普作品问世。因为健康已成为人们最关心的问题之一，没有健康就没有一切。加之健康的成本越来越高，疾病的负担愈来愈重，因病致贫、因病返贫、人财两空和无法估量的损失及身心痛苦等；人们早就渴望探讨一种健康从容的生活行为方式来增进健康，减少疾病。

美国的研究证实：高超的医疗技术只能减少10%的过早死亡。而健康生活行为方式是不用花多少钱就可以减少70%的过早死亡，也就是说，大多数人通过调整生活行为方式和不良习惯及自我保健能达到健康百岁。

我国的研究表明：1元钱的预防投入可以节省医药费8.59元……

《图说行为决定健康》这套科普丛书就是根据上述宗旨，依据21世纪健康的新主题、新概念和“上医治未病”、“大医治世”的最高境界，让民众在未病时，辨认清楚什么是健康行为？什么是不良生活行为方式？如何改变不良的生活行为方式和生活习惯？如何才能达到积极防御，增强体质，真正做到身心健康？如何让这套科普丛书成为老百姓真正有用的书，也就成为行为医学研究者的一个努力方向：“力争写出科学性、通俗性、趣味性、可读性、实用性，写出大众的、写出自己的、写出健康的、写出真实的、写出优秀的、写出生活的、写出实用的，还怕大众不读不用吗？”果真能达到如此效果的话，那才配得上“国家科技支撑计划项目”这个名称，才能对得起读者，才能对得起“行为医学研究者”的称号。

策划这套丛书期间，曾去广州参加一个会议，在飞机上浏览一本期刊，突然一段很有指导价值的语言闯进视野：“有野心（雄心）的人都在做精品，靠精品在行业的框架里谋求一席之地，靠精品改变自己。”“追求无止境，功到自然成”。这些话仿佛驻扎进了大脑的沟回，一直敦促和激励着自己。并马上尝试着写了几篇样稿，首先在扬州的编委会议上请全国几位著名专家予以指点；并同时也分发给多个学科的著名教授和几家报刊社，看是否有刊用价值。好在大家都给足了面子，有的发表在卷首，有的用大篇幅刊发在重要版面，并且还加了编者按和配发了个人照片。然而受到鼓励鞭策的我，反倒诚惶诚恐，反倒怕达不到同行学者的期望，更怕的是读者不满意。

该书一改原来医学科普的撰写特点和编排方式，文中配了大量的经典名画和图片，既能彰显科普大气之势，又可增添读者情趣。让人在快乐中赏读，在赏读中愉悦身心、回味无穷。书的重要章节，一般具备“四个一”：即一个故事，一句名言，一段理论，一个对策。其目的是让读者易读、易懂、易用，用之则灵。书中还提出一些新的养生保健理论，为拓宽“健康四大基石”理念，在合理膳食、适量运动、心理平衡、戒烟限酒的基础上，斗胆提出增添早诊早治第五块基石（五大基石）和一大保障的必要性，即：良好睡眠是健康和长寿的重要保障，且不可忽视。心理健康是健康的灵魂，行为健康是健康的基石。不论是哪一种行为不健康或出问题，都有可能带来“杀身之祸”。因此，单纯强调某一行为的重要性，是不全面或者说是不完整的。健康五大基石和一大保障在机体中的综合作用是无法估量的，因为人是一个有机整体，任何一个环节出了问题都不行。所以“行为决定健康”可以囊括所有行为与健康之关系，概莫能外乎！

该丛书由国内多家医学院校和科研院所的专家学者执笔编撰，尽管我们的宗旨是让大众满意，让医学科普能深入人心，写出百姓喜闻乐见、百姓养生保健实用的书，但由于我们才疏学浅，纰漏和错误之处在所难免，恳请广大读者不吝指正，以便再版修订。

该书得以出版，得到各级领导、国家科技部、中国科协、中华医学会、中华预防医学会、上海市科协、中华医学会行为医学分会和国内多家高等医药院校及多学科知名专家的支持和鼓励，中国工程院院士钟南山教授，在百忙中指导和作序，求真出版社的领导和同志们为本书精心雕琢，还有一些新老朋友的鼎力相助等，都为该书的出版打下基础，铺平道路。在此一并致以真诚谢意！

中华医学会行为医学分会主任委员

《中华行为医学与脑科学杂志》总编

杨志寰

2010年6月7日于济宁医学院

目　录

第一单元　心理平衡

第二单元　合理膳食

第三单元　戒烟限酒

第四单元　适量运动

第五单元　早防早治

第一单元 心理平衡

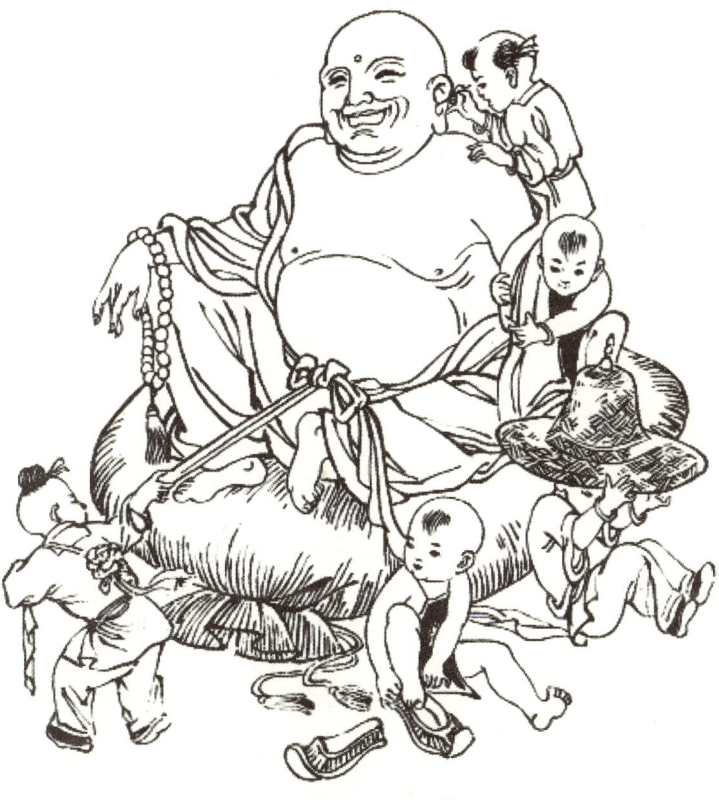

人是一个整体，由生理和心理两个部分组成。生理的人有血、有肉、有骨骼，心理的人有思维、有情感、有性格。人的血、肉、骨骼出现问题会导致疾病，人的思维、情感、性格出现问题也会导致疾病。

以往在谈到健康问题时，人们更多地关注生理的健康；随着社会的进步，人们对心理健康的关注越来越多。

心理平衡是指内心世界的和谐状态。心理平衡是心理健康的重要标志。保持心理平衡是保证健康的前提和基础。

病由“心”生

——心病还须心药医

暗示效应就像一把“双刃剑”，它可以“致病”，也可以“治病”，关键在于接受心理暗示的你如何运用和把握。

从前有个做官的人叫乐广。他有位好朋友，一有空就到他家里来聊天。有一段时间，他的朋友一直没有露面。乐广十分惦念，就登门拜望。只见朋友半坐半躺地倚在床上，脸色蜡黄。乐广这才知道朋友生了重病，就问他的病是怎么得的。朋友支支吾吾不肯说。经过再三追问，朋友才说：“那天在您家喝酒，看见酒杯里有一条青皮红花的小蛇在游动。当时恶心极了，想不喝吧，您又再三劝饮，出于礼貌，只好十分不情愿地饮下了酒。从此以后，就总是觉得肚子里有条小蛇在乱窜，想要呕吐，什么东西也吃不下去。到现在病了快半个月了。”

乐广心生疑惑，酒杯里怎么会有小蛇呢？但他的朋友又分明看见了，这是怎么回事儿呢？回到家中，他在屋内踱步，分析原因。他看见墙上挂着一张青漆红纹的雕弓，灵机一动：是不是这张雕弓在捣鬼？于是，他斟了一杯酒，放在桌子上，移动了几个位置，终于看见那张雕弓的影子清晰地投映在酒杯中，随着酒液的晃动，真像一条青皮红花的小蛇在游动。

为了解除朋友的疑惑，乐广马上用轿子把朋友接到家中。请他仍旧坐在上次的位置上，仍旧用上次的酒杯为他斟了满满一杯酒，问道：“您再看看酒杯中有什么东西？”那个朋友低头一看，立刻惊叫起来：“蛇！蛇！又是一条青皮红花的小蛇！”乐广哈哈大笑，指着壁上的雕弓说：“您抬头看看，那是什么？”朋友看看雕弓，再看看杯中的蛇影，恍然大悟，顿时觉得浑身轻松，之后病症也全消了。

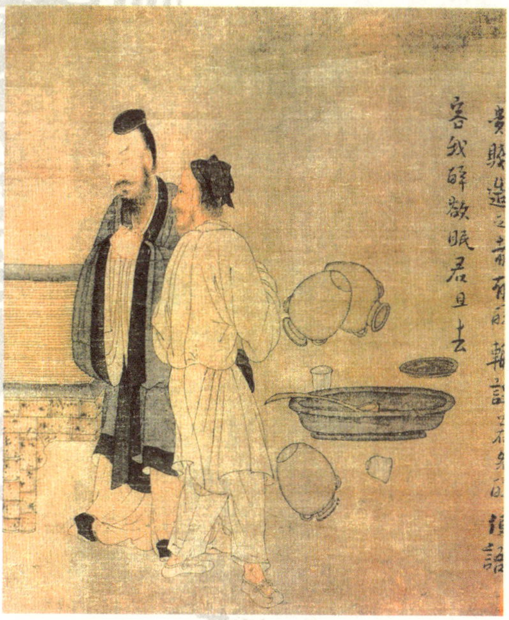

中国人物古画

这就是成语"杯弓蛇影"的由来。这个故事说明许多疾病是由于心理作用导致的，心理因素可以致病，老百姓俗称"疑心病"。

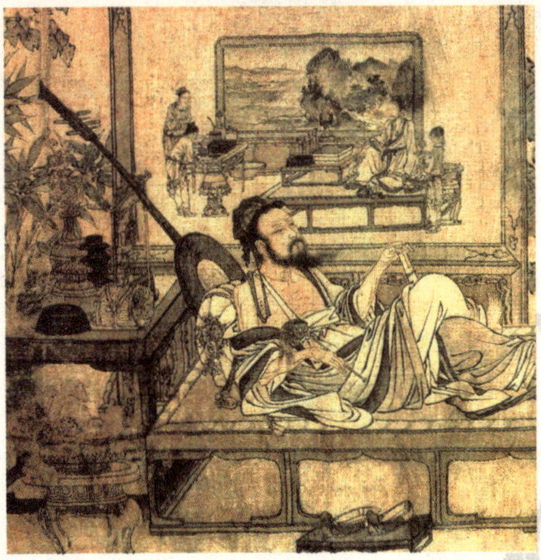

中国人物古画

"疑心病"是一种心理疾病，这种疾病的特点就是患者坚信自己有病，医生的解释不起作用，反复就医、反复检查。有的人怀疑自己得了心脏病，一个月可以做30多次心电图检查。过度的检查和就医不仅浪费了大量的时间和金钱，由于反复检查没有阳性结果，更加重了患者的心理负担，疑心更重。如此恶性循环，病情不断加重，对疾病康复十分不利。

俗话说"心病还须心药医"。这个成语也再次向我们说明了这个道理，乐广明白客人得的是心病，所以用心理暗示的方法引导客人，对症下药，使得病人"豁然意解，沉疴顿愈"。

小辞典

暗示效应

心理学中，在无对抗条件下，用含蓄、抽象诱导的方法对个体的心理和行为产生影响，从而使个体按照一定的方式去行动或接受一定的意见，使其思想、行为与暗示者期望的相符合，这种现象称为"暗示效应"。

暗示效应就像一把"双刃剑"，它可以救治一个人，也可以毁掉一个人，关键在于接受心理暗示的个体自身如何运用并把握暗示的意义。

心理治疗中的催眠法就是利用暗示效应进行治疗的。

（吉峰）

不足与知足

“事能知足心常惬，人到无求品自高”。知足是一种难得的心态，这种心态看起来很平常，却不是每个人都能够轻松拥有的。

人的本性是“不知足”的，所谓“人心不足蛇吞象”。清人胡澹庵编辑的《解人颐》一书中收录了一首“打油诗”名为《不足歌》。它评说了人们无穷无尽的欲望，不妨一读：

终日奔波只为饥，方才一饱便思衣。
衣食两般皆具足，又想娇容美貌妻。
娶得美妻生下子，恨无田地少根基。
买到田园多广阔，出入无船少马骑。
槽头扣了骡和马，叹无官职被人欺。
县丞主簿还嫌小，又要朝中挂紫衣。
若要世人心里足，除是南柯一梦西。

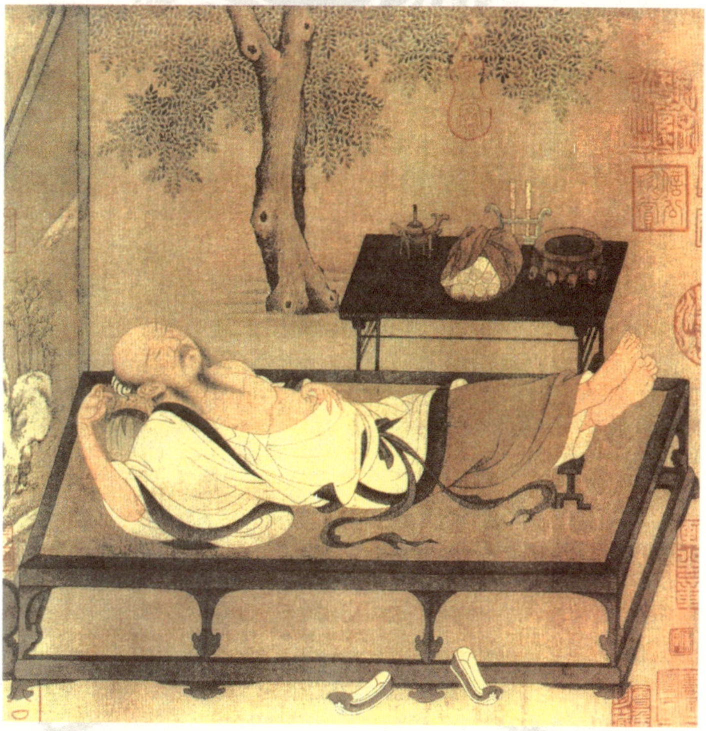

中国人物古画

然而，人生一世，生离死别也就在一瞬间而已。活着尽管有高楼大厦、美味佳肴、宝车佳骑，其实每天日食也不过三餐，夜眠也只需一床。世有“弱水三千”，而人能消受的也只其中一瓢而已，多求何益？正如赵本山在小品《心病》中所言：人生在世屈指算，一共三万六千天。家有房屋千万座，睡觉只需三尺宽。即便是伟人也好，亦或是平民也罢，生命走到尽头，纵使有千般不舍，也终将照样离去，又能带走什么呢？

正所谓“事能知足心常惬，人到无求品自高”。知足是一种难得的心态，这种心态看起来很平常，但却不是每个人都能够轻松拥有的。知足就是在实现自己欲望的过程中，保持平常心，顺其自然，懂得生活，用生活改变生命，享受生命的过程。

人的一生最重要的是保持通达的生命之道，拥有达观的心态，不在“石光火中争长短，蜗牛角上较雌雄”，凡事知足，为自己的人生创造一个安乐境界。陶渊明名利头上激流勇退，“采菊东篱下，悠然见南山。”孙子说，虽“饭疏食饮水，曲肱而枕之，乐也在其中矣。”自古以来，许多名人在养生中学会了知足、感悟到知足、崇尚着知足，他们不仅活得舒心、活得潇洒、活到高寿，而且还留下了许多脍炙人口的“知足”诗，成为后人养生的宝贵财富。

《解人颐》一书中除了《不足歌》外，还有一首《知足歌》，它告诉我们，知足是通过比较来感悟的：

人生尽受福，人苦不知足；
思量事劳苦，闲着便是福；
思量疾厄苦，无病便是福；
思量患难苦，平安便是福；
思量死来苦，活着便是福；
也不必高官厚禄，也不必堆金积玉。
看起来，一日三餐有许多自然之福。
我劝世间人，不可不知足。

（吉峰）

活在当下

昨天是作废的票据，是过去的历史，无法改变；明天是没到期的票据，是未兑现的事实，无法预测；只有今天是可以把握的，是最现实的。

从前有个小和尚，每天早上负责清扫寺院里的落叶。在冷飕飕的清晨起床扫落叶实在是一件苦差事，尤其在秋冬之际，每一次起风时，树叶总随风飞舞而下。

每天早上都需要花费许多时间才能清扫完树叶，这让小和尚头痛不已。他一直想找个好办法让自己轻松些。

后来有个师兄对他说：“你在明天打扫之前先用力摇树，把落叶统统摇下来，后天就可以不用辛苦扫落叶了。”

小和尚觉得这真是个好办法，于是第二天他起了个大早，使劲地摇树，这样他就可以把今天跟明天的落叶一次扫干净了。这一整天小和尚都非常开心。

第二天早晨，小和尚到院子里一看，不禁傻眼了，院子里如往日一样是落叶满地。

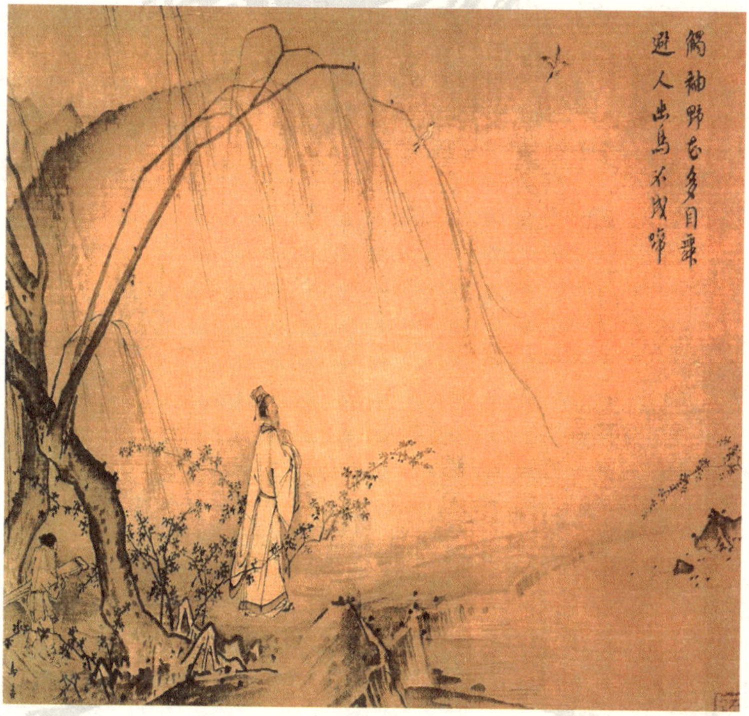

中国人物古画

老和尚走了过来，意味深长地对小和尚说："傻孩子，无论你今天怎么用力，明天的落叶还是会飘下来啊！"

小和尚终于明白了，世上有很多事是无法提前的，惟有认真地活在当下，才是最真实的人生态度。

活在当下，心理学上叫"此时此地"。"明日复明日，明日何其多，我生待明日，万事成蹉跎。"明日永远都不会来，因为来的时候已经是今天。只有今天才是我们生命中最重要的一天；只有今天才是我们生命中惟一可以把握的一天；只有今天才是我们惟一可以用来超越对手，超越自己的一天。

活在当下，生命的意义也只能从当下去寻找。过去的事，均已过去而不复存在，不论是多么美好且令人怀念，或是多么丑陋令人追悔，都没有必要沉湎于其中。对过去的怀念或追悔，只能徒增今天的烦恼，进而干扰当下该做的事情。

"对酒当歌，人生几何？"人活百岁，不过三万多天，白驹过隙，忽然而已。如果概括而简明言之，人一辈子不过有三天，即昨天、今天、明天。昨天是作废的票据，是过去的历史，无法改变；明天是未到期的票据，是未兑现的事实，无法预测；只有今天才是可以把握的，是最现实的。

不要预支明天的烦恼，如果明天有烦恼，你今天是无法解决的。每一天都有每一天的人生功课要做，努力做好今天的功课就好。

（吉峰）

驾驭情绪，学会制怒

怒气要“发”不要“压”。压抑的愤怒，就像一个毒瘤潜藏在我们身体里，会导致疾病的发生。

有一个流传很广的小故事，说一个小男孩动不动就爱发脾气。为了帮助他改掉这个毛病，他的父亲就给了他一个锤子、一袋钉子，让他每次发脾气的时候就钉一颗钉子在后院的围栏上。

男孩照父亲说的做了，慢慢地他发现自己钉钉子的次数在减少，他发现自己可以控制自己的情绪了。

父亲又告诉他，从现在开始，每次只要他能控制自己不发脾气的时候，就拔出一颗钉子。

时间慢慢过去，小男孩渐渐变得有耐心，不再乱发脾气，有一天，他终于把钉在围栏上的钉子全部拔出来了。

父亲非常高兴，他握住儿子的手说，你做得很好，能够成功地控制自己的脾气了。但是你看，那些围栏永远也无法恢复它们以前的样子了。你生气的时候说的话，就像这些钉子一样在人们心中留下了疤痕，那个伤口或许会永远存在……

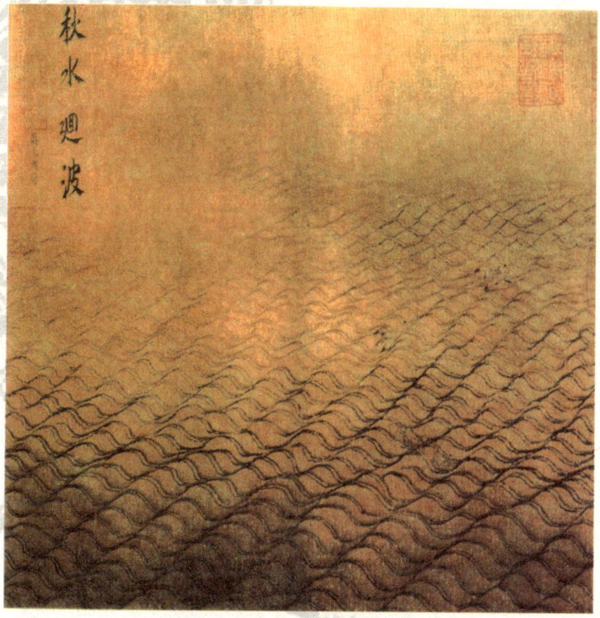

人的性格像水一样可疏可导

在日常生活中，因工作或家务琐事，人与人之间难免发生矛盾、出现纠纷，因而生气、愤怒是常有的事儿。面对愤怒，不同的人采取不同的处理方式，有的人采取“压”的方法，强压住内心的愤怒，不发火；有人采取“发”的方式，把怒气发泄出来。然而，“压”会伤身，压抑的愤怒，就像一个毒瘤潜藏在我们身体里，会导致疾病的发生。有一种人格类型，称为“C 型行为”，其典型特征就是压抑愤怒、怒而不发。研究发现，C型行为类型的人易患癌症。但“发”会伤人，经常发脾气会伤害到你周围的人，使人际关系恶化。

健康专家建议：怒气要“发”不要“压”。但如何发脾气才能做到既不伤人、也不伤己呢？有两个原则可以遵循：第一，发脾气时对外不对内，即不要采取自伤或自残的方式发火。有些人一生气就拿着利器对自己的身体使劲，这是一定要避免的；第二，发脾气对物不对人，无论是谁“惹”你生气了，都不要冲他发火，因为那会“在人们心中留下疤痕”、“那个伤口或许会永远存在”。故事中男孩的父亲其实教给了我们一个很好的情绪宣泄的方法，那就是找“替代品”。我们可以把怒气发泄到锤子上、钉子上、围栏上……这样做既宣泄了情绪，又不伤人伤己，何乐而不为呢？

温馨提示

心在乌云上

一场突来的暴风雨，使我得到一句诗：我的心在乌云上面。

这是一句普通的诗，却来自乘飞机的经验。航行在一定高度以上，俯望是一片铅灰的云层，明知它向下面的世界下着大雨，而舷窗外是几乎伸手可触、可又什么都触摸不到的蓝天，纤尘不染，碧空如洗，凝重而空茫，那么均匀地充满透明的阳光。

朋友在新年前夕赠我的贺卡，选自在美国上市当天就卖出一百万册的一本书——《珍贵的礼物》，在蓝天白云的图片旁边，印着这样的一段话：“永远要记住，在某个高度上，就没有风雨云层。如果你生命中的云层遮蔽了阳光，那是因为你的心灵飞得还不够高。大多数人所犯的错误是去抗拒问题，他们努力试图消灭云层。而正确的做法是，找到使你上升到云层之上的途径，那里的天空永远是碧蓝的。”

摘自邵燕祥《番禺日报》2009年2月22日

（吉峰）

简单与复杂

人，一简单就快乐，但快乐的人寥寥无几；一复杂就痛苦，可痛苦的人却熙熙攘攘。这反映出的现实问题是：对于大多数人来说，要活出简单来不容易，要活出复杂来却很简单。

一个星期六的早晨，牧师正在准备第二天的布道。他的妻子有事出去了，小儿子在家哭闹不休，严重扰乱了他的思路。心烦意乱中，牧师随手拿起一幅色彩鲜艳的世界地图，把它撕碎并且丢在地上，对他的儿子说："小约翰，你如果能把这些碎片拼起来，我就给你2角5分钱。"牧师以为这件事会花掉约翰一个上午的时间。但没过10分钟，就有人在敲他的房门，是他的儿子。牧师看到约翰如此之快地拼好了一幅世界地图，十分惊奇，问："孩子，你是怎样成功的呢？""这很容易"，小约翰慢腾腾地说。"爸爸，地图的反面有一个人的照片，我试着把这个人的照片拼到一起，然后把它翻过来。我想，如果这个人是拼对了的，那么，这个地图也就拼对了。"

牧师笑了，一边爽快地付给他儿子2角5分钱，一边高兴地说："儿子，谢谢你，你启发了我！明天的布道，我知道该讲些什么了——如果一个人是正确的，他的世界也就是正确的。"

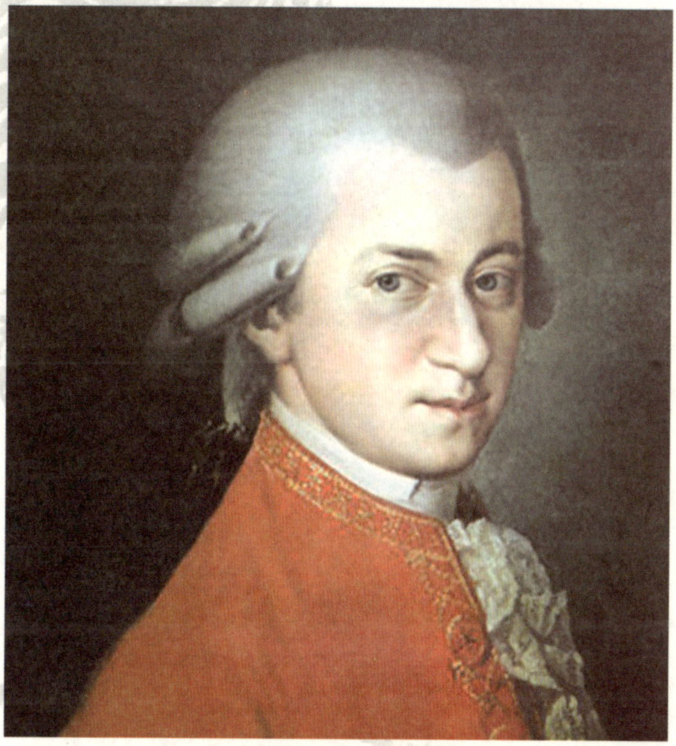

莫扎特画像

世界其实很简单，但生活于滚滚红尘中，谁也难以超脱功利与物质的追求，世界由此变得很复杂，当我们为此所累以后，就并不轻松和快乐了。如果我们参透了人生快乐的本质，毅然舍弃应该或可以舍弃的东西，真正留下自己想要的东西，“化繁为简，过简单生活”，我们的生活又会拥有本来的惬意与快乐。

学会用减法把自己从囚笼中释放出来，才能轻装上阵，真正体味人生，享受生活。莫扎特减去了宫廷的纷扰，才在音乐的王国里谱写出经典作品；爱因斯坦减去了名利的诱惑，才在科学的世界里尽情探索。

做人生的减法，道理简单又复杂。说它简单，是因为并无深奥可言，一说就懂；说它复杂，是因为人嘛，总是不愿割舍或者不忍割舍，一旦要割舍，心思就复杂起来了；我们无法改变世界，但我们可以改变心态，从另一个角度看问题，世界同样可以变得很简单。

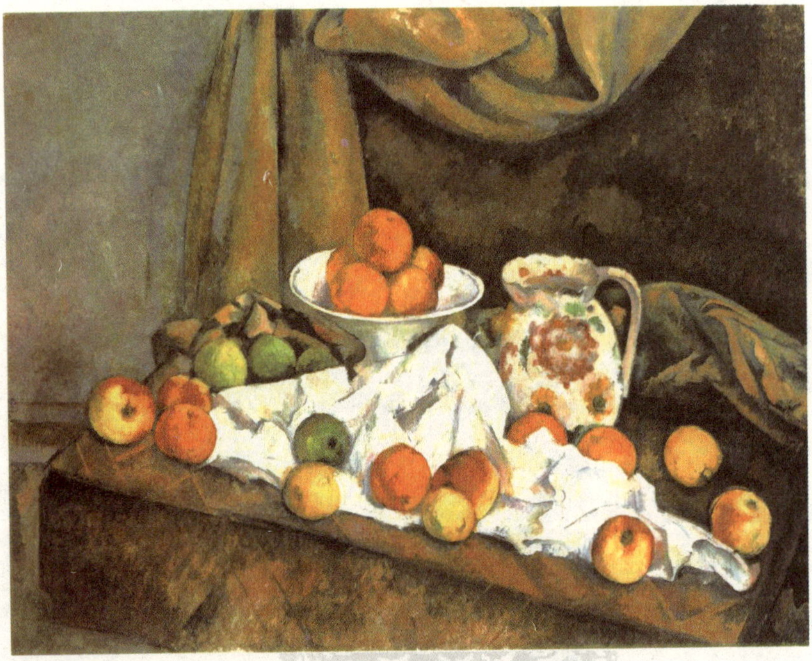

塞尚油画作品

温馨提示

简单与复杂（马德）

这个世界其实很简单，只是人心很复杂。

其实人心也很简单，只是利益分配很复杂。

桌上有一堆苹果，人们并不在意这堆苹果有多少，而是在意分到自己手里的有多少。单位里有一摊子事，人们并不在意这摊子事有多少，而是在意自己多干了多少。人类有大智慧，因为对得失斤斤计较，最后都变成了小聪明。

人与人之间的关系其实很简单，由于利益分配很复杂才有了尔虞我诈，才有了勾心斗角。纷繁的尘世其实很简单，由于人类情感很复杂才有了书剑恩仇，才有了离合聚散。

人生之简单，是生命巨画中的几笔线条，有着疏疏朗朗的淡泊；是生命意境中的一轮薄月，有着清清凉凉的宁静。

人生之复杂，是泼洒在生命宣纸上的墨迹，渲染着城府与世故；是拉响在生命深处的咿咿呀呀的胡琴，挥不去嘈杂与迷惘。

天地有大美，于简单处得；人生有大疲惫，在复杂处藏。生活中常有大情趣，一定是日子过得很简单；生命常得大愉悦，一定是心灵纯净到不复杂。

人，一简单就快乐，但快乐的人寥寥无几；一复杂就痛苦，可痛苦的人却熙熙攘攘。这反映出的现实问题是：对大多数人来说，要活出简单来不容易，要活出复杂来却很简单。

这个世界，每天都充斥着利益的调整与分配。人，每天都被各种复杂的心情左右着，操控着。科学发展到现在，我们利用它可以做到一切，譬如可以准确地登上月球，可以超远距离发射火星车去观察火星，却无法知道下一刻会拥有怎样的心情。

说到底，科技掌控的是客观，是理性；而人，却是主观的感性的动物。而主观与感性，像小孩子的脸，像恋人的情绪，像二八月的天，是最不容易捉摸与掌控的。

人，小时候简单，长大了复杂；穷的时候简单，变阔了复杂；落魄的时候简单，得势了复杂；君子简单，小人复杂；看自己简单，看别人复杂。这不由让我想起顾城那首诗：我一会儿看你，一会儿看云，我看你时很远，看云时很近。简单与复杂之间，也有这么一层迷蒙的关系，上一刻远离了简单，下一刻就要靠近复杂，而这一刻，不知是远离了简单，还是靠近了复杂。

一眼望到底的，似乎很简单。一口百年古井，幽深，澄澈，也可以一眼望到底，但这口古井，本身却并不简单。人也一样。有时候，一个人可以一眼望到底，并不是因为他太过简单，不够深刻，而是因为他太过纯净。一个人，有至纯的灵魂，原本就是一种撼人心魄的深刻。这样的简单，让人景仰。

有的人云山雾罩，看起来很复杂，很有深度。其实，这种深度，是城府的深度，而不是灵魂的深度。这种复杂，是险恶人性的交错，而不是曼妙智慧的叠加。

人生，说到最后，简单的只有生死两个字，但由于有了命运的浮沉，由于有了人世的冷暖，简单的过程才变得跌宕起伏，纷繁复杂。

简单，是生命留给这个世界的美丽的手势；而复杂，是生命永远无法打捞的苍凉的梦境。

——摘自《读者》2008年第9期·卷首语

（吉峰）

男人哭吧不是罪

中国自古就有“男儿有泪不轻弹”之说，所以中国的男人遇到压力和挫折的时候很少用流泪的方式宣泄情绪，殊不知“强忍住泪水无异于慢性自杀”。

在我年少的时候，身边的人说不可以流泪；
在我成熟了以后，对镜子说我不可以后悔。
在一个范围不停的徘徊，心在生命线上不断的轮回；
人在日日夜夜撑着面具睡，我心力交瘁。
明明流泪的时候，却忘了眼睛怎样去流泪；
明明后悔的时候，却忘了心里怎样去后悔。
无形的压力压得我好累，开始觉得呼吸有一点难为，
开始慢慢卸下防卫，慢慢后悔慢慢流泪。
男人哭吧哭吧哭吧不是罪，再强的人也有权利去疲惫，
微笑背后若只剩心碎，做人何必惊得那么狼狈。
男人哭吧哭吧哭吧不是罪，尝尝阔别已久眼泪的滋味。
就算下雨也是一种美，不如好好把握这个机会，
痛哭一回，不是罪。

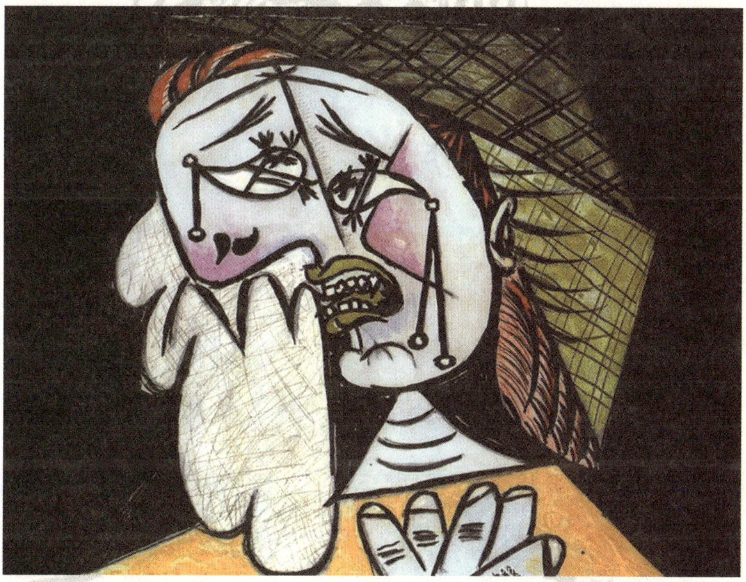

毕加索油画作品

这是香港四大天王之一刘德华唱的一首歌《男人哭吧不是罪》，说的是男人在压力面前要学会宣泄情绪，哭是一种很好的方法。但中国传统教育理念有“男儿有泪不轻弹”之说，所以中国的男人遇到压力和挫折的时候很少用流泪这种情绪宣泄的手段，殊不知“强忍住泪水无异于慢性自杀”。

1957 年，美国化学家布鲁纳曾做过一个实验：把一个人伤心、痛苦时和切洋葱时流的眼泪分别收集起来，做化学分析，发现因伤心、痛苦流出的眼泪中含有大量对人体有害的有毒物质，而切洋葱流下的眼泪中就是正常的体液，没有任何有毒物质。美国生物学家弗雷也发现，一个人在悲痛时流的眼泪与伤风感冒或风沙入眼而流的眼泪，所含的化学成分也不同。人在悲痛时流的眼泪中含有一些能引起血压升高、心率加快和消化不良的生化物质。

心理学家建议：人在伤心痛苦时就大哭一场，在哭泣时，某些有害物质就通过泪水排泄掉了，这可以大大减少高血压、冠心病、胃和十二指肠溃疡的发病率，保持身心健康。

（吉峰）

学会转身

人的一生需要无数次转身，爱情在转身中得到永恒，事业在转身中得到发展，人生在转身中得到升华，学会转身是人一生的功课。

她和他是青梅竹马。只不过，一直都是他小心地呵护着她。

他大她三岁。在学校时，不同年级，不同系，但他的体贴却无处不在，他并不是每天都来找她，但电话每晚临睡前却总会响起，说一些天冷了，记得加衣服、晚上别在被窝里看书的话。

所有的人都知道她有一个为她甘愿付出的男友。

她嘴里不说，心里却是得意的。他在校园里并非默默无闻之辈，长相俊朗，才气逼人，是多少女孩子暗恋的对象，这样的一个人，却独独对她用情至深。

每次他们吵架，他生气走开，但最后回头的总是他。他说，丫头，我们和好吧。

她的心里涌出泪来，其实她是那么害怕失去他。

有人说，两个相爱的人之间发生了矛盾，第一个转身的就是他们感情上的天使。她想，他就是那个天使吧。

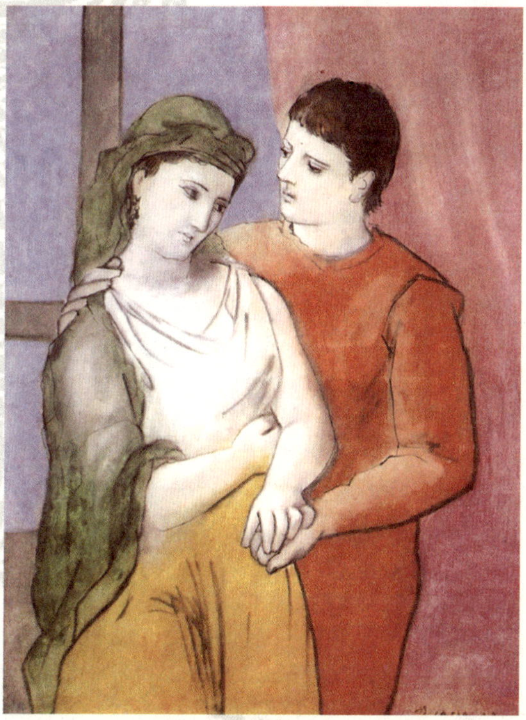

毕加索油画作品

相继走出校园，他们选择了生活在一起。她是玲珑剔透的女孩子，生活的琐碎让她不胜其烦，他主动承担了大部分的家务，照顾她，一如既往地宠着她。

但她却觉得，他开始干预她的生活了。某次她下班和男同事喝酒，深夜才回去，他大为震怒，深夜睡到了另一个房间。

几天后的夜里，他主动拥住了她，说对不起。

他们的争吵不断，但每次都是他转身说对不起，虽然她觉得等待他转身的时间越来越长。

后来有一次，他们为一件小事争吵后，他走出了她的房间。

一天，两天，三天，她等待着他转身。

一个星期后，她耐不住这种等待的痛苦，决定到北京旅游几天。她想，等回来的时候，一切都会烟消云散了。

回来时，她惊惧地发现，房间里已经没有了他的痕迹。

很久以后，她把这件痛心的往事讲给朋友听，仍然不明白为什么他会突然离去。朋友听了，突然说：为什么你不转身呢？

那一刹那，她泪流满面，多么简单的一句话，可是当初为什么没有转身呢？

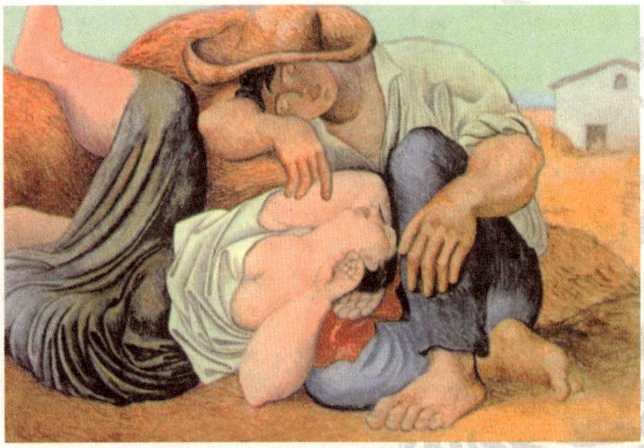

毕加索油画作品

美好的爱情大抵如此，总会有无数次的转身，爱情在那无数次的转身中成为永恒，而那个最先转身的人就是爱情的天使。

人生在世，从呱呱坠地到生命的终结，对个人而言其实是一个漫长的生命之旅。追求完美、追求成功几乎是人类的共性。历史已经证明：成功之路很少是一帆风顺的。在走向成功的路上，意想不到的困难和错误会时常侵扰我们。有时甚至是“前有杀手、后有追兵”，在这种情况下，我们一定会试图做点什么，寻求那个漂亮的转身。

史玉柱可以称得上是一个善于转身的高手。从巨人集团到征途网游，他完成了一个十分漂亮的转身。当他的“巨人集团”面对激烈的市场竞争时，他没有强撑下去，而是调整了一下呼吸，又向网络世界进军了，而且“征途”一炮走红。

并非人人都是史玉柱，但人人都可以学着调整一下呼吸，试图做点什么。有次听反恐专家讲课，他就告诉我们：当我们被劫持为人质的时候，应该试图做点什么，如果坐等援救，有时无异于坐以待毙。而一旦我们调整好了呼吸，并且试图做点什么的时候，一个漂亮的转身已经呼之欲出了。

时间是前行的。无论是在感情生活中还是在事业上，我们都不应受“曾经沧海难为水”的束缚，而应该放下过去，学会转身。

（吉峰）

知福福常在

知福福才在、知福福常在。

清代养生学家石成金有一首《知福歌》：

人生尽受福，何苦不知足。
思量愚昧苦，聪明就是福。
思量饥寒苦，饱暖就是福。
思量负累苦，逍遥就是福。
思量离别苦，团圆就是福。
思量刀兵苦，太平就是福。
思量牢狱苦，自主就是福。
思量无后苦，有子就是福。
思量疾病苦，健康就是福。
思量死去苦，活着就是福。
苦境一思量，就有许多福。
可惜世间人，几个会享福。
有福要能知，能知才享福。
我劝世间人，不要不知福。

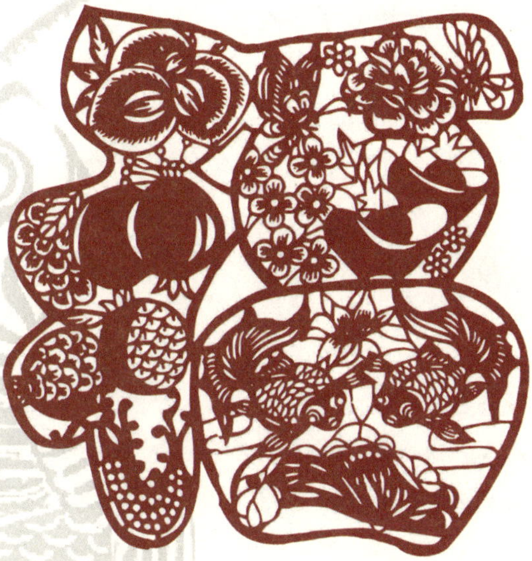

“福”字是传统价值观的基石，“福”字无人不爱，“福”字无所不在。在门联上、在名字上、在谈话中、在文章里，到处都可以看到或听到这个字。由这个字构成的语词，如福相、福音、福报、福气、福禄寿喜、福星高照、福如东海、福慧双修、福地福人居等都有非常高的使用频率。无疑地，“福”是国人最珍惜的终极理想。因此，如何才能真正创造“福”字所代表的高超境界，便成为极富意义也极为重要的人生课题。

石成金这首《知福歌》道出了“福”字的精髓，那就是知福福才在、知福福常在。

（吉峰）

有健康才有一切

曾经有人用"100000……"来隐喻人的一生，其中健康是"1"，成功、财富等是"0"，"1"一旦失去，所有浮华喧嚣都将归于沉寂。

一名妇女发现三位花白胡子的老者坐在家门口。她虽然不认识他们，但邀请他们进屋用餐。三位老者说："我们不一起进屋。"其中一位指着身旁的两位解释："这位的名字是财富，那位叫成功，而我的名字是健康。"接着，他又说："现在回去和你家人讨论一下，看你们愿意我们当中的哪一个进去。"妻子回去将此话告诉了丈夫。丈夫说："我们让财富进来吧，这样我们就可以黄金满屋了！"妻子却不同意："亲爱的，我们还是请成功进来更好！"他们的女儿建议说："请健康进来不好吗？这样一来我们一家人身体健康，就可以幸福地享受生活、享受人生了！"丈夫对妻子说："听女儿的吧，去请健康进屋做客。"妻子出去问三位老者："哪位是健康？请进来做客。"健康起身向她家走去，另外两人也站起身来，紧随其后。妻子吃惊地问财富和成功："我只邀请了健康，为什么两位也一起跟来了？"两位老者道："健康走到什么地方我们就会陪伴他到什么地方，因为我们根本离不开他，如果你没请他进来，我们两个不论是谁进来，很快就会失去活力和生命，所以，我们在哪里都会和他在一起的！"

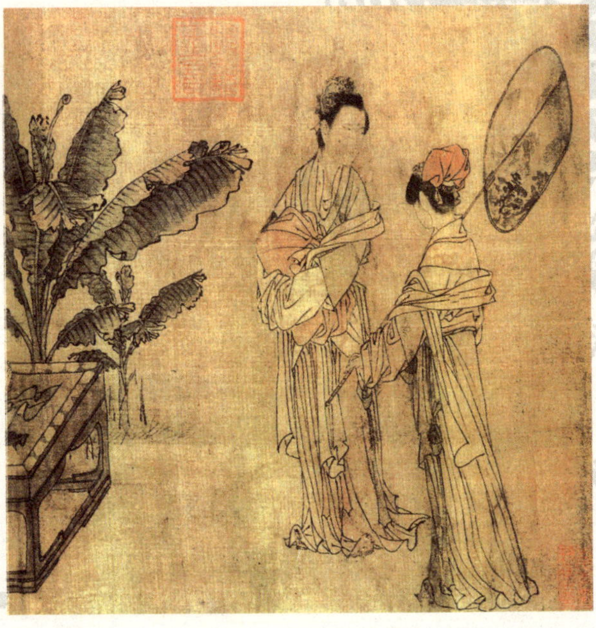

中国人大多把"福、禄、寿、喜、财"这五种吉祥连在一起，认为是幸福的象征，因此也成了人们追求和向往的目标。但事实上，能够完整享受到这五种吉祥的人微乎其微，于是人们就在这其中选出自己最向往的一种或几种作为自己奋斗的目标。或者为了追求财富而身心疲惫，或者为了追逐名望而心力交瘁，却往往忽视了健康的重要性。在这种情况下，慢性病逐渐侵袭人的身体，使得多数人正处在“亚健康”状态。曾经有人用“100000……”来隐喻人的一生，其中健康是“1”，成功、财富等是“0”，“1”一旦失去，所有浮华喧嚣都将归于沉寂。

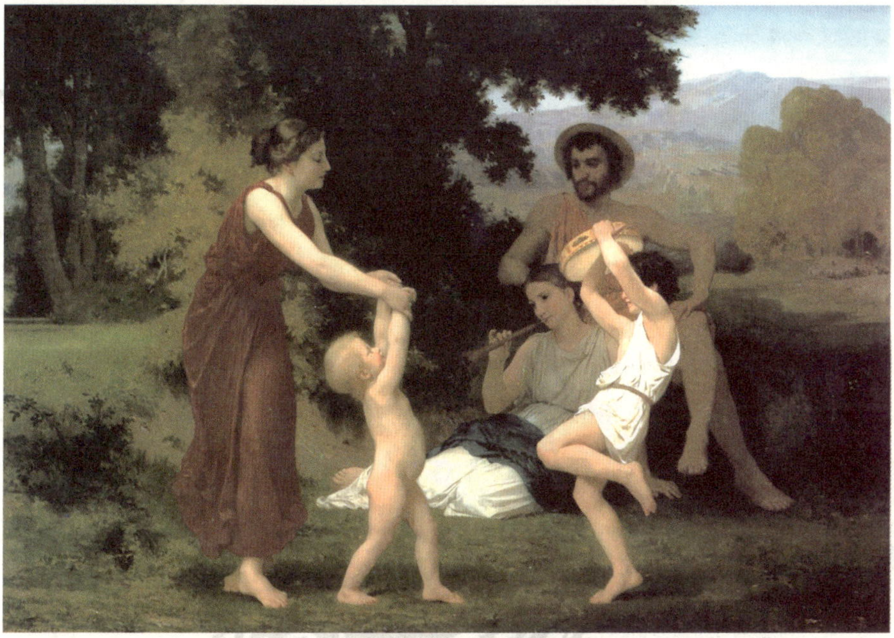

道夫·布格罗油画作品

人们只有在失去健康时，才会意识到它有多么可贵。当我们陷入病痛时，美食没有味道，音乐失去色彩，再幽默的笑话也不能带给我们欢笑。当我们享受健康时，往往忘记了它并不是取之不尽、用之不竭的，很少知道如何维护、珍惜它。寓言故事带给我们一种启示：珍惜自己的健康吧，健康才是一切成就和财富的基石。

有健康的身体，才能追求财富与成功；有健全的心理，才能应对竞争和挑战。健康如此重要，人人都不能失去它，哪怕暂时的失去，也会让你的生活变得灰暗，毫无乐趣可言。为了今天能更好地奋斗，为了明天你能更好地享受收获的成果，请关注自己的身体，关注你日常的生活习惯。

健康是回报最大的投资，你对它做得越多，它给你的回报就越大。

（段熙明）

悲伤是杀身利箭

悲伤是我们人类最基本的情绪之一，但是强烈的悲伤情绪，或者持续很久的情绪低落会成为杀身利剑，吞噬我们的健康。

绛珠仙草是曹雪芹在《红楼梦》中虚拟的神话中的仙草，它生长在西方灵河岸上，因有赤霞宫神瑛侍者日以甘露灌溉，始得久延岁月。“后来既受天地精华，复得雨露滋养，遂得脱却草胎木质，得换人形，仅修成个女体”。只因尚未酬报灌溉之德，故其五内郁结着一段缠绵不尽之意。神瑛侍者下凡造历幻缘，仙草决意随同下世为人，用一生所有泪水还他，以报答神瑛侍者之恩。绛珠仙草下世降生为巡盐御史林如海之女，名为林黛玉。“还泪”之说预示了林黛玉一生必然要在病厄之中度过。尤其她又寄人篱下，“花柳繁华地，温柔富贵乡”的大观园，在她的眼中却是“一年三百六十日，风刀霜剑严相逼”，她内心是真正的孤寂，且多愁善感，整日哭哭泣泣，结果眼泪是还了，但整日处在伤心悲痛之中，忧伤过度，最终“一缕香魂随风去，愁绪三更入梦遥。”

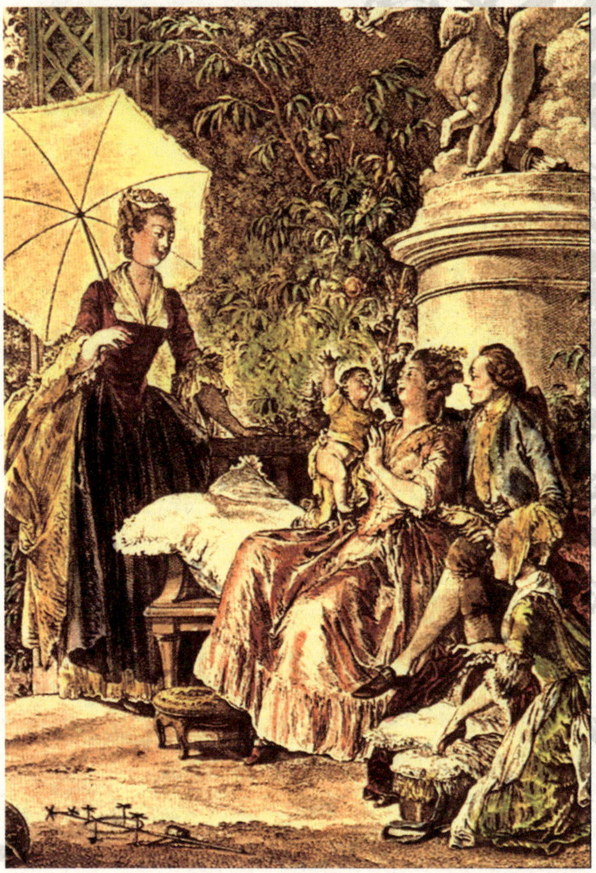

从生理学和心理学的角度讲，每一种强烈而持久的情绪都可以撞击我们的生命器官，甚至导致器官功能严重受损。悲伤是一种消极的情绪体验，持续强烈的悲伤情绪会严重影响到我们的生活和健康。

《黄帝内经》早就有“怒伤肝、喜伤心、忧伤肺、思伤脾、恐伤肾”的记载，忧伤肺指的是人在极度忧伤时，可伤及肺，肺主一身之气，因为气为血之帅，气行则血行，气滞则血瘀。伤肺后轻者可有干咳、气短、咯血、音哑及呼吸频率改变、呼吸功能受损，重者可出现免疫力下降、易发感染等症状，并可诱发肺痨。林黛玉就是一个典型的例子。

悲伤会影响到我们的身心健康，那么应该如何调整情绪呢？

首先，运动是一种有效的方法。悲伤时打打球，跑跑步，使我们的注意力转移，在运动中忘却烦恼和忧愁。运动时我们的大脑可以释放一种叫做 β－内啡肽的化学物质，改善人体中枢神经的调节能力，并提高机体对有害刺激的耐受力，令人感到镇静和快乐。美国心理学家威廉·摩根的一项试验表明，每周进行 3 次 20～30 分钟低强度的运动后，人们的抑郁悲伤情绪就会得到缓解。

其次，朋友可以和你共同分担忧伤。当你遇到挫折而感到忧郁痛苦的时候，向知心挚友的一席倾诉，可以使你因得到发泄而感到放松。培根说过："如果你把快乐告诉一个朋友，你将得到两份的快乐；而如果你把忧愁向一个朋友倾诉，你将被分掉一半的忧愁。"

再次，科学家都坚信维生素和氨基酸对人的心理健康很有帮助。悲观的人在适度改善营养以后，可以在很大程度上帮助他们克服悲伤情绪，避免不利因素对身体的损害。

克服悲伤与低落的情绪最好的办法是拥有乐观的生活态度，相信普希金的诗《假如生活欺骗了你》会给你很大的启迪：

假如生活欺骗了你，
不要悲伤，不要心急，
忧郁的日子里需要镇静，
相信吧，快乐的日子将会来临。
心儿永远向往着未来，
现在却常是忧郁。
一切都是瞬息，
一切都将过去，
而那过去了的就会成为亲切的回忆。

（侯日霞）

嫉妒是健康的毒药

嫉妒是一把刀，最后不是插在别人身上就是插在自己心里。由于盲目攀比导致的嫉妒心理害人害己。

两个朋友在小酒店里喝酒，聊起了他们的一个熟人。这个熟人钻营有术，他升官、发财、成名、留洋，应有尽有。还有一打左右的姑娘向他奉献了可贵的贞操和可靠的爱情——姑娘们从来都真心诚意地热爱成功的男人。

其中一个朋友啪地放下酒杯，激动地说："我打心眼里蔑视这种人！"接着有力地抨击了世风的败坏和人心的堕落，雄辩地论证了精神生活的高贵和身外之物的卑俗。最后，尽管他对命运的不公表示愤怒，但仍以哲学家的风度宣布他爱他的贫困寂寞的命运。显然，他是一个非常清高的人。由于他的心灵暗暗受着嫉妒的折磨，更使他的清高有了一种悲剧色彩。

另一个朋友慢慢呷着杯里的酒，懒洋洋地问道："可是，那个家伙的事和你有什么关系呢？"

是的，那个家伙的事和你有什么关系呢？没有关系！可是在人际交往中，我们往往喜欢与他人比较，在比较中发现自己在才能、名誉、地位或境遇等方面不如别人，就会产生一种由羞愧、愤怒、怨恨等交织在一起的复杂的情绪，这就是嫉妒。嫉妒是一种本能，人或多或少都有，从进化的角度来讲，嫉妒能起到保护我们自身利益的作用，会促使公平，加强公众监督作用。如果处理得当，化嫉妒为羡慕、为目标，学会取长补短，那么嫉妒会成为我们奋发的原动力。

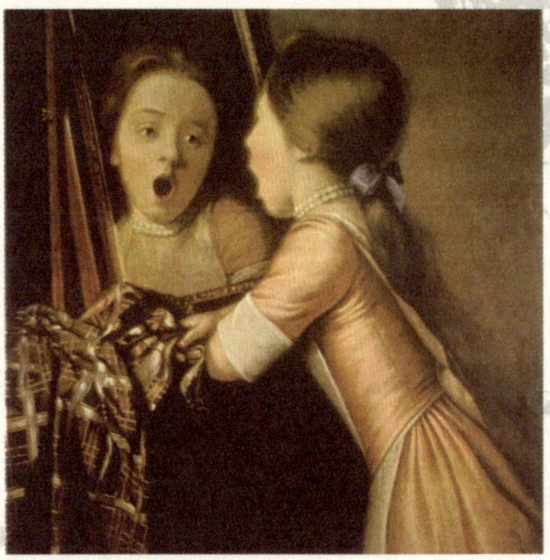

但是嫉妒必定是一种卑劣的心理状态。黑格尔说：有嫉妒心的人自己不能完成伟大事业，乃尽量去低估他人的伟大，贬低他人的伟大使之与他本人相齐。嫉妒者无爱无德，凡事唯恐别人比自己强，看到别人超过自己，他不怪自己不努力、不进取，只怨别人有本事，只恨别人比自己强。这种怨恨情绪，常会导致一些带有破坏性的行为。我们平时会看到如下的现象：

如果你的脚步比我的快，我就设法拖住你的腿；

如果你走得顺当，我就变着法儿挡住你的道；

如果我的工作有失误，就盼着你的工作也出差错；

如果你获得了成就和荣誉，我就生气，然后给你造谣……

如此等等。

嫉妒者可恨更可怜，嫉妒者自卑、阴暗，享受不到阳光的美好，体会不到人生的乐趣，生活在黑暗世界里。心存嫉妒，往往要寻找对策来压倒别人，但结果常常事与愿违，失败和打击又必然给心理上造成挫败感。大文豪巴尔扎克说："嫉妒者所受的痛苦比任何人遭受的痛苦都大，他自己的不幸和别人的幸福都使他痛苦万分。"这样，持久不良的痛苦体验，会扩散到身体各处，引起躯体上的不良反应，疾病自然不请自到，所以说嫉妒是摧毁人性和健康的毒药。

现代精神免疫学研究显示，脑和人体免疫系统有着密切的联系。盲目攀比导致的内心不平衡以至于嫉妒，会导致大脑皮层功能紊乱，引起人体内免疫系统的胸腺、脾、淋巴腺和骨髓的功能下降，造成人体免疫细胞与免疫球蛋白的生成减少，因而使机体抵抗力大大降低。

古语云："善莫大于恕，恶莫大于妒。"嫉妒害人害己，它危害着我们的人际关系与事业发展，直接影响到我们的身心健康，因嫉贤而死的周瑜，因妒能而失败的项羽，都给我们敲响了警钟，那么如何走出嫉妒的阴影呢?

首先，要胸襟广阔，对别人的成就和荣誉见贤思齐，而不贬人抬己。最起码，要有超然物外的态度，在嫉妒、心理不平衡时常想一想，那件事和我有什么关系呢?

其次，要有敢于竞争、勇于进取的精神，崇尚奋发有为，鄙视嫉妒行为。依靠自己奋斗拼搏，堂堂正正地与对手比高低。

再次，要有自知之明。有自知之明的人，能正视自己的缺点，在别人的进步和业绩面前，能够心境平和。

最后，不要盲目攀比，要加强修养。克服个人主义和虚荣心，把别人的成就和荣誉当作自己学习的榜样和前进的动力，这是克服嫉妒的最好方法。

总之，要努力完善自己的人格，以健康的心态面对生活，才能够从根本上克服嫉妒。

（侯日霞）

心胸清澈天地宽

生活充满坎坷崎岖，只要你拥有豁达敞亮的心胸、积极乐观的态度，相信阳光总在风雨后。

梁家辉，香港著名演员，主演了大量很有影响的影片，其名声和威望在国际影坛上也占有一席之地。

大陆观众认识梁家辉，是从他主演的《火烧圆明园》和《垂帘听政》开始的。由于主演这两部影片，他的演技倾倒了许多观众，他也因此而获得了香港影帝的称号。

正当他事业辉煌的时候，却遭遇了戏剧性的变故。这两部影片是在北京拍摄的，由于当时台湾对大陆的敌对，台湾方面把梁家辉当做通共的对象，导致他的所有影片不准在台湾放映。要知道，台湾是个巨大的市场，哪个片商也不希望失去这个市场。从此，没有人敢邀请梁家辉拍片，结果，一个影帝沦落到无人问津、接不到戏的地步。

无奈之下，梁家辉联络了几个朋友，自己设计、自己制作了一些工艺品，诸如手镯、铜钱什么的，并拿着这些东西去铜锣湾摆地摊换取生活费。一个记者拍到了这样的镜头。镜头从一个个摊位掠过，最后定位在梁家辉身上，还给了他一个特写。只见他蹲在地上，面前摆着他的工艺品。他没有躲避记者的镜头，反而很自然、很友好地向记者挥手笑笑，仍然蹲在那里守护、抚弄、叫卖着他的那些小玩意儿。记者问他，摆地摊和拍电影有什么不一样？他说，没什么不一样啊！都是艺术，你看，我卖的这些工艺品不都是艺术品吗？

梁家辉整整摆了一年地摊。这一年，他认识了很多人，包括他在香港电台工作的太太。这一年，他积累了很多人生经验，为他以后炉火纯青的表演并成为国际影星增加了许多素材。曾有媒体报道说，摆地摊那年，是梁家辉演艺生涯中最黑暗、最落魄的一页。他却说："我不觉得这是落魄，我觉得这也是一种生活。"

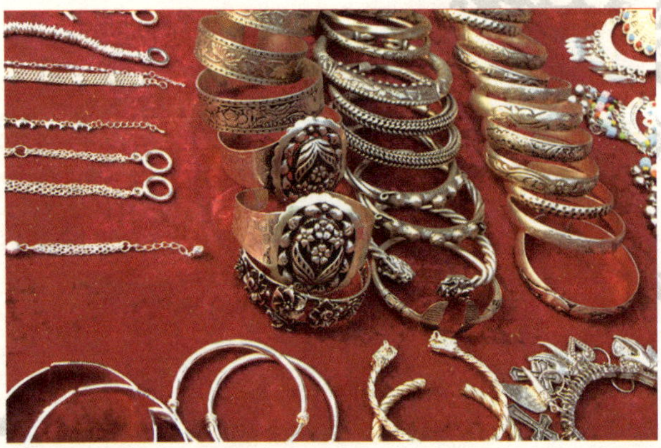

生活就是这样丰富多彩，坎坷崎岖总会有。但是只要你拥有豁达敞亮的心胸、积极乐观的态度，相信阳光总在风雨后；那么不管是当影帝，还是摆地摊，你都可以过的快乐而充实。

要想拥有豁达敞亮的心胸，最主要的是要学会变换角度看问题。“背向太阳看到的是自己的阴影，而面向太阳则是满天霞光。”曾经有人分别问在同一建筑工地砌砖盖房子的工人：“你在干什么?”第一个人回答：“我在挣钱。”第二个人回答：“我在砌墙。”当问到第三个人时，他满怀豪情地说：“我在建一座大厦。”做同样的工作，回答却如此不同。究其原因，是他们的心胸不同，对待事情的态度不同。态度决定心情，态度决定工作好坏，态度决定事业成败。

此外还应该学会接受现实，期待明天。一位访美中国女作家，在纽约遇到一位卖花的老太太。老太太穿着破旧，身体虚弱，但脸上的神情却是那样祥和兴奋。女作家挑了一朵花说：“看起来，你很高兴。”老太太面带微笑地说：“是的，一切都这么美好，我为什么不高兴呢?”“对烦恼，你倒真能看得开。”女作家又说了一句。没料到，老太太的回答更令女作家大吃一惊：“耶稣在星期五被钉上十字架时，是全世界最糟糕的一天，可三天后就是复活节。所以，当我遇到不幸时，就会等待三天，这样一切就恢复正常了。”

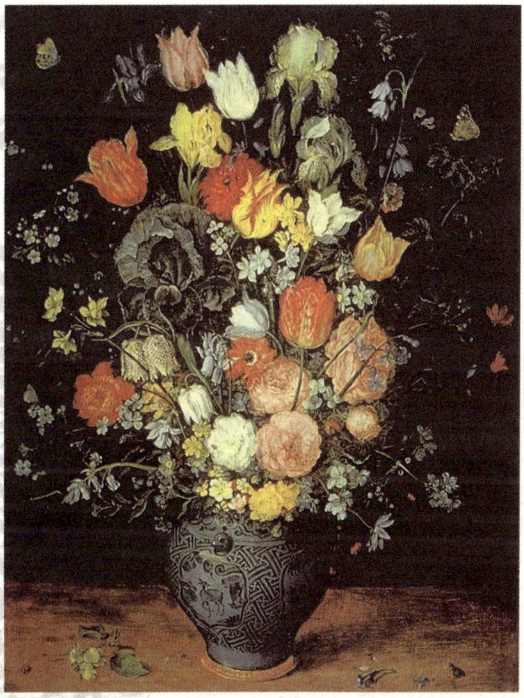

（侯日霞）

目标是岸，信念为帆

康德说过，没有目标的生活，恰如没有罗盘的航行。目标是我们行为的动力，信念是我们心灵的支柱。

作家莫小米讲过这样一个故事：6年前，49岁的男人因为恶心、呕吐等症状，前往北京一家医院就诊。诊断结果一出来，如地震一般：胰头癌！晚期！存活率——百分之零！

医院下了病危通知书，医生对他的女人说，他活不过3个月，准备后事吧，想吃啥吃啥。

即便灾难降临，这仍然是一个很好的家庭。妻子为了照顾丈夫，办理了内退，收入少了，但她愿意分分秒秒地守住丈夫最后的时光。刚刚大学毕业的儿子，将大好前程、创业计划统统搁置一边，父亲辛苦养育了自己，等不及自己报答，就眼看着要走了，怎能不全心全意地陪护他最后一程？母亲和儿子，一起含着泪，准备了骨灰盒、寿衣、遗像……

也许是他们的关怀和爱感动了上苍（他们一直是这么想的），原本被判了死刑的男人竟然活过了第四个年头，这让母子俩感到非常欣慰。他们感谢生活，觉得奇迹降临到了这个家庭。

一次偶然的就医，一次偶然的对话，另一家医院的医生听说一个胰头癌病人竟然活了4年，半信半疑地作了检查，证实是误诊；也就是说，只是慢性胰腺炎，根本没什么癌。

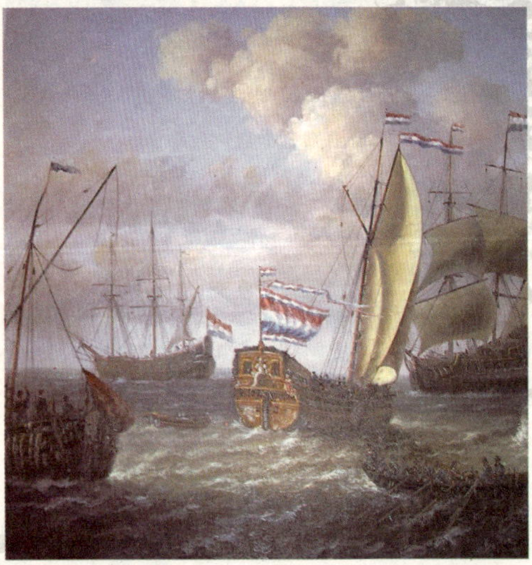

这个天大的好消息，让一家人惊呆了，他们放弃了许多许多，只为让病人的生命在最后的日子里少些痛苦、多些温暖，可是忽然间，4年来的一切牺牲与付出都变得毫无意义……

儿子开始跑图书馆，啃那些厚厚的医书，他要与强词夺理的医院打官司，为父亲讨公道。让他不解的是，4年中求生欲望一直非常强烈、坚持遵照医嘱按时复诊吃药的父亲，在得知自己没有癌症之后，反而变得自暴自弃，甚至产生了轻生的念头。接着，父亲的身体多处出现不适，糖尿病、高血压、肝硬化、中风……两年后由于多器官衰竭离开了人世。

为什么人被判了“死刑”都能挺过去，而“死刑”警报解除反而丧失了活下去的信心？他与病魔抗争了1400多个日日夜夜，他的坚持与承受、他的成就感都来自一个目标，一种信念。当忽然发现，这个目标是建筑在错误和荒谬的基础之上，于是目标崩塌，信念崩塌，生命崩塌。

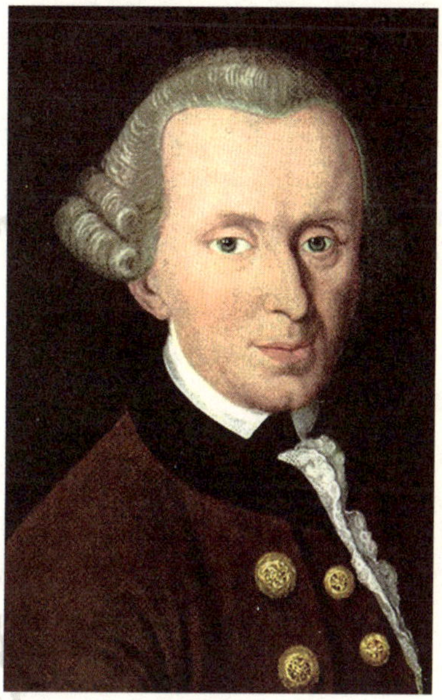
康德画像

康德说过，没有目标的生活，恰如没有罗盘的航行。

目标是我们行为的动力，信念是我们精神的支柱；没有目标，失去信念的人不会有真正的健康。有了确定的目标，人才会有所为有所不为，才会去主动交往，适应环境，追求自我价值的实现，才会关注并努力促进身心健康。唯有目标才不会使焦虑、空虚、无聊、寂寞等情绪如影随形；唯有目标，才不会令我们对任何事物丧失兴趣，了无生机，抑郁成疾。快乐往往就会在你为了目标而忙碌、无暇顾及其他的时候突然来访。

目标是认知、情感和行为的综合体。在实现目标进行意志行动的过程中，我们所秉持的信念，其力量决定生死。

话说春秋战国时代，一位父亲和他的儿子出征打仗。父亲已做了将军，儿子还只是个马前卒。又一次号角吹响，战鼓雷鸣了，父亲庄严地托起一个箭囊，其中插着一只箭。父亲郑重地对儿子说：“这是我们家世袭宝箭，配带身边，力量无穷，但千万不可抽出来。”那是一个极其精美的箭囊，厚牛皮打制，镶着幽幽泛光的铜边儿，再看露出的箭尾。一眼便能认定是用上等的孔雀羽毛制作。儿子喜上眉梢，贪婪地推想箭杆、箭头的模样，耳旁仿佛嗖嗖地箭声掠过，敌方的主帅应声折马而毙。果然，配带宝箭的儿子英勇非凡，所向披靡。当鸣金收兵的号角吹响时，儿子再也禁不住得胜的豪气，完全背弃了父亲的叮嘱，强烈的欲望驱赶着他呼的一声拔出宝箭，试图看个究竟。骤然间他惊呆了，一只断箭，箭囊里装着一只折断的箭。

“我一直挎着一只断箭打仗呀！”儿子吓出了一身冷汗，豪气仿佛顷刻间失去支柱的房子，轰然坍塌了。结果不言自明，儿子惨死于乱军之中。拂开蒙蒙的硝烟，父亲拣起那柄断箭，沉重地叹息：“不相信自己，没有坚定的信念，永远也做不成将军。”

所谓信念是指人按照自己所确信的观点、原则和理论去行动的个性倾向。信念极端的内在表现为世界观、人生观、历史观、学术观等方面的信仰；而信念极端的外在表现为如夸父追日、精卫填海、愚公移山等坚定不移的行为志向上。信念是我们积极主动的行为的基础，可以促使我们克服重重困难与障碍。信念，是一种使不可能成为可能的心灵力量。信念，将人类的灵魂与更高的力量联结在一起。

要得到健康，我们不只需要生理的养分，还需要心灵的养分。而信念是最重要的心灵养分。有时候信念往往是一个简单直接的目标。所以要想获得健康的身心，请先树立一个积极向上的奋斗目标。所谓目标明确，信念无穷。

小贴士

关于目标与信念的格言

喷泉的高度不会超过它的源头，一个人的事业也是这样，他的成就决不会超过自己的信念。——林肯

最可怕的敌人，就是没有坚强的信念。——罗曼·罗兰

信念是鸟，它在黎明仍然黑暗之际，感觉到了光明，唱出了歌。——泰戈尔

在荆棘道路上，惟有信念和忍耐能开辟出康庄大道。——松下幸之助

人，只要有一种信念，有所追求，什么苦都能忍受，什么环境也能适应。——丁玲

（侯日霞）

长乐寿自高

“生气催人老，笑笑变年少”，笑是生命健康的维生素，是清心的良药，你不妨也做个“乐天派”，从而收获人生的累累“笑果”。

一位叫乐天的老和尚，每天都乐呵呵的。有个小沙弥感到好奇和羡慕，就寻个机会问乐天和尚：“师父，我看你每天都乐呵呵的，太令人眼馋了，有什么诀窍吗？”

“什么诀窍也没有，”乐天和尚笑眯眯地说：“我这张被阳光抚慰过的脸，就像花骨朵开花一样，自然而然地就笑了。”

小沙弥就说：“阳光怎么不抚慰我呢？我怎么就笑不起来呢？”

“那是因为你没抚慰阳光，”乐天和尚依然笑眯眯地说：“其实，阳光对每个人都是一样的，我经常看到你的脸上也满是阳光的。”

小和尚就更加迷惑了，不解地说：“怎么抚慰阳光呢？”

“珍惜每寸光阴，不虚度每一天，”乐天和尚还是笑眯眯地说：“早晨迎接朝阳的升起，傍晚目送夕阳的余晖，不就抚慰阳光了吗？”小和尚终于明白了乐天和尚的话，舒心地笑了。

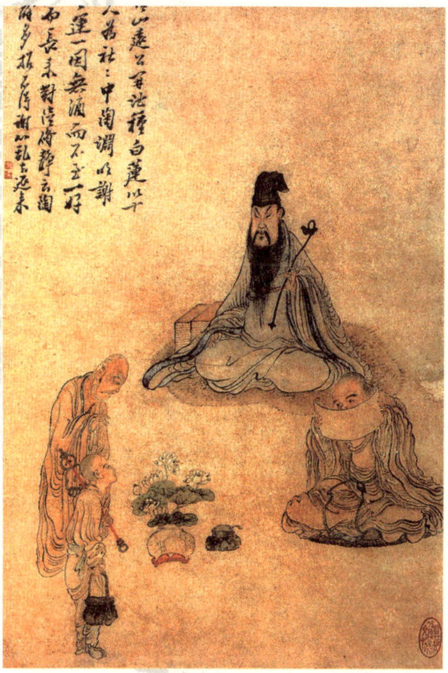

中国人物古画

阳光是公平的，阳光抚慰每个人的脸。让阳光永驻心间，你一定会拥有快乐和舒心。俗话说：笑一笑十年少，愁一愁白了头。笑是清心的良药，笑能解忧愁。

长寿学家胡夫兰德说：“在所有使身体和精神激动的因素中笑是最健康的，它有利于消化、循环和新陈代谢，因而激活了所有器官的生命力”。“生气催人老，笑笑变年少”，笑还是一种有益的健身锻炼。

早在唐朝，名医孙思邈就指出：“长乐寿自高。”

目前，世界各地各种“笑疗”机构

应运而生，如“笑的天地”、“笑的联盟”、“幽默协会”、“笑的广场”等。“笑疗”不仅适用于躯体疾病的康复过程，而且对于多种心理障碍如焦虑症、抑郁症来讲，“笑疗”也是一种有效的治疗方法。据研究者对“笑疗”治病机理的探讨，认为“笑疗”的作用在于调动患者的积极情绪，由此促进机体的代谢功能，增强机体活动和提高防病抗病能力，达到减轻疾病和促进康复之目的。

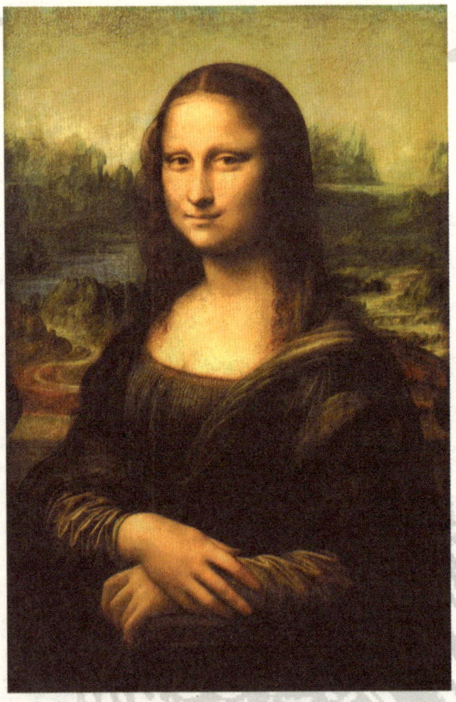

达·芬奇《蒙娜丽莎》

笑，有益身心健康，但必须适度，适量有益，过量有害。《岳飞全传》第七十九回，描述了“二虎骑龙背，笑煞老牛皋，气死金兀术”的故事，说的是牛皋抓住金兀术以后，骑在他身上，由于过度兴奋，哈哈大笑而死，这就是《黄帝内经》中描述的“大喜伤心”。在现实生活中，这种乐极生悲的事也时有发生。因此，真心的微笑更有益健康。俗话说：天天微笑容颜俏，七十八十人不老。

笑，是一种感情的表达，它不带苦涩，悄悄溢出，丝毫没有虚伪的矫揉，也没有卖弄的造作，是一种真情的释放。笑是一剂不花钱的“良药”，我们应学会调整自己的心态，做一个乐天派，从笑中获益。

（崔玉玲）

“八风不动”平常心

“八风吹不动，端坐紫金莲”，成与败、得与失，都不过是人生沧海中的一粟，应以淡泊宁静的心态对待生命中的每一瞬间，活出平常心。

宋朝苏东坡居士在江北瓜州地方任职，和江南金山寺只一江之隔，他和金山寺的住持佛印禅师，经常谈禅论道。一日，自觉修持有得，撰诗一首，派遣书童过江，送给佛印禅师印证，诗云：

稽首天中天，毫光照大千；
八风吹不动，端坐紫金莲。

禅师从书童手中接看之后，拿笔批了两个字，就叫书童带回去。苏东坡以为禅师一定会赞赏自己修行参禅的境界，急忙打开禅师之批示，一看，只见上面写着“放屁”两个字，于是乘船过江找禅师理论。

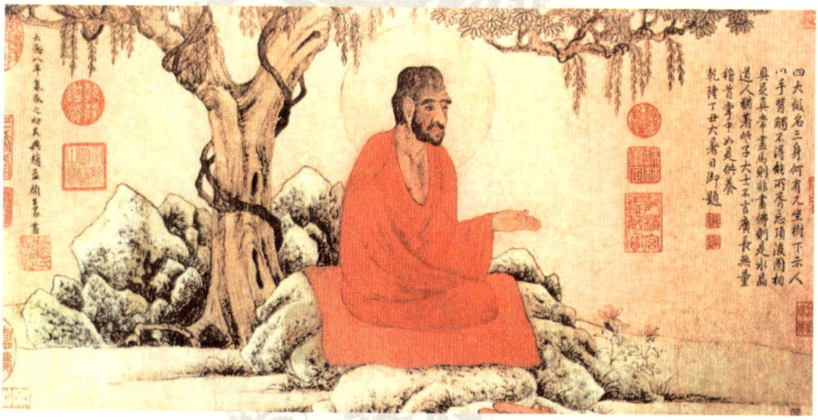

船快到金山寺时，佛印禅师早站在江边等待苏东坡，苏东坡一见禅师就气呼呼地说：“禅师！我们是至交道友，我的诗，我的修行，你不赞赏也就罢了，怎可骂人呢?”

禅师若无其事地说：“骂你什么呀?”

苏东坡把诗上批的“放屁”两字拿给禅师看。

禅师呵呵大笑说：“哦！你不是说‘八风吹不动’吗？怎么‘一屁就打过江’了呢?”苏东坡惭愧不已。

“八风”是指佛家所讲的“称、讥、毁、誉、利、衰、苦、乐”等八种情境，能影响人之情绪，故形容为风。当人们遇到“八风”情境中的任何一种的时候，任何人都难以做到无动于衷、置若罔闻、坐怀不乱。“八风不动”是很高的修养，远非一朝一夕之功，需要长久的熏习。

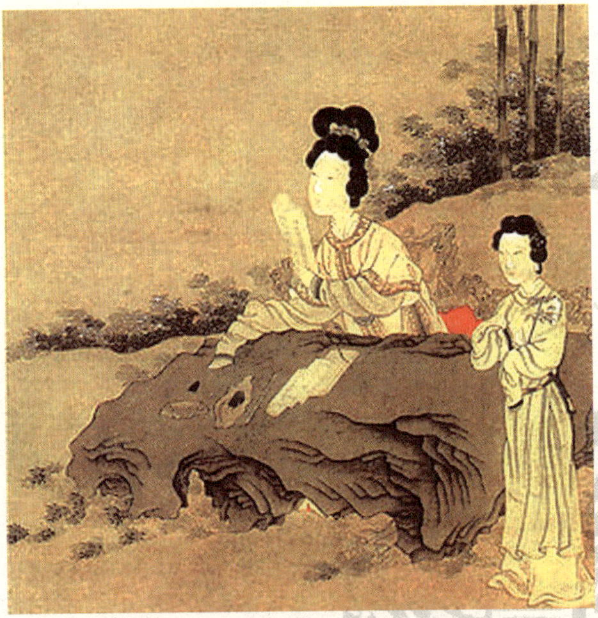

“八风不动”和养生保健中所说的控制情绪、淡泊名利、不急不躁、不恼不怒、保持一颗平常心是一致的。林则徐在公堂后上方悬一块醒目的匾，上书“制怒”两个大字；曾国藩在《教子八本》中单列一条：“养生以少恼怒为本”。梁漱溟的长寿之道包含六个字：“淡泊、平和、无我”，即拥有一颗平常心，意思是“不以物喜，不以己悲”，把一切视为平常，以不变应万变，做到“宠辱不惊，看庭前花开花落；去留无意，望天空云卷云舒。”

要做到忘得快、想得开、放得下：

忘得快。忘记人生的坎坷，可以扫除烦恼；忘记人生的辉煌，可以保证进击的姿态；忘记个人的恩怨，可以获得一种平和的心态。“度尽劫波兄弟在，相逢一笑泯恩仇”，忘得快从某种意义上讲，就是对自己的一种宽容。

想得开。“人生不如意之事十有八九”，人的一生不可能永远都是风平浪静。《老子》言：“祸兮福之所倚，福兮祸之所伏。”因此，要做到轻看得失，想得开，具有“随遇而安”的心态。

放得下。人都有追求成功的欲望，却不能成为欲望的奴隶，必须能够主宰自己。放得下，是一种健康生活的艺术。如果蛹依恋自己的茧，它将失去幻化为蝶的美丽。放下是为了更好地选择，更好地得到，更好地把握。

“不争不恼不怒，爱心宽容大度”，平常心是健康长寿的金钥匙。

（崔玉玲）

积极心态，健康常在

“积极的心像太阳，照到哪里哪里亮；消极的心像月亮，初一十五不一样”。世间万事万物，你都可用两种心态去看，心态不同，结果自然也就不同。

有一位秀才第三次进京赶考，住在一个客店里。考试前两天他做了三个梦：

第一个梦，他梦到自己在高墙上种白菜。

第二个梦，他梦到自己走在雨中，戴着斗笠还打着雨伞。

第三个梦，他梦到自己跟心爱的表妹躺在一起，但是背靠着背。

这三个梦似乎有些深意，于是秀才第二天就赶紧去找算卦先生解梦。算卦先生听完他的讲述后，连拍大腿说：“你还是回家吧，别赶考了。”秀才不解，算卦先生说：“你想想，高墙上种菜不是白费劲吗？戴斗笠还打雨伞，不是多此一举吗？跟表妹躺在一张床上了，却是背靠背，不是没戏了吗？”

秀才一听，心灰意冷，回店收拾包袱准备回家。店老板见了非常奇怪，问：“不是明天才考试吗？今天你怎么就回乡了？”

秀才如此这般说了一番，店老板乐了：“哎呀，正好我也会解梦。我倒觉得，你这次一定要留下来。你想想，墙上种白菜不是高种（中）吗？下雨天戴斗笠

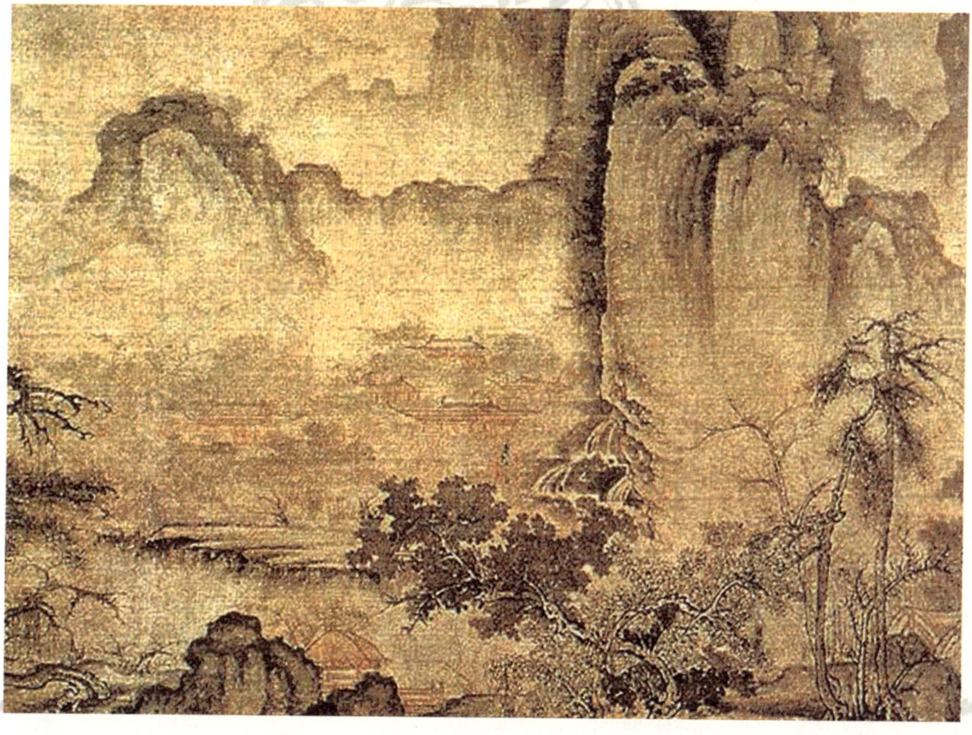

还打伞不是说明你这次有备无患吗？跟你心爱的表妹背靠背躺在床上，不是说明你翻身的时候就要到了吗？”

秀才一听，感觉有道理，于是精神振奋地参加考试，居然中了个探花。

“积极的心态像太阳，照到哪里哪里亮；消极的心态像月亮，初一十五不一样。”法国作家小仲马曾说过：“人生真美好，看你戴什么眼镜去看。”态度决定我们的生活，有什么样的态度，就有什么样的未来。同是面对夕阳西下，消极心态的人认为：“夕阳无限好，只是近黄昏。”而积极心态的人却认为：“夕阳西下，满天星斗又将升起！”

研究发现，心态与健康的关系密切。研究者通过10年的跟踪调查发现，与非常悲观的人相比，非常乐观的人死于任何疾病的危险要低55%。乐观的心态就是一个人对自己、周围人与事物正面、积极的认知取向。乐观的人自信、豁达、表达自如、耐受挫折。

积极的心态是可以培养的。“月有阴晴圆缺，人有旦夕祸福，此事古难全”，生活并不完美。面对挫折，要从积极的角度看问题，不要过于悲观，更不能在一棵树上吊死。“挫折的大小不是关键，而是人们如何看待它。”

世界上最重要的人就是你自己，你的成功、健康、幸福、财富依靠你如何应用你看不见的法宝——积极的心态。

（崔玉玲）

焦虑：健康的隐形杀手

“吃饭就是吃饭，睡觉就是睡觉”，不要去忧虑那些“将来”、“将来的将来”，以及那些还没有到来的事。

心理学家布雷迪曾做过这样一个实验：两只活泼的猴子各自坐在它们的椅子上，像平常一样开始了一天的生活。但宁静仅仅维持了片刻，二十秒钟后，它们猛地同时遭到一次电击，两只猴子惊叫起来。被仪器操纵的电源，毫不理睬猴子的愤怒，它均匀恒定地每二十秒钟准时电击一次。

猴子不愧为灵长类动物，它们开始转动脑筋。很快它们发现各自的椅子上都有一个压杆。甲猴在电击即将来临的时候揿动压杆，电击就被神奇地取消了，它俩也就一同逃脱了一次痛苦的体验。乙猴也照样揿动压杆，很可惜，它手边的这件是摆设，压与不压，对电击没有任何影响。

实验继续着……甲猴明白自己可以操纵命运，它紧张地估算着时间，在电击即将到来的前夕，不失时机地揿动压杆，以避免灾难。当然它有时成功，有时失败。

时间静静地流淌着，实验结果出来了。在同等频率、同等强度电流的电击下，那只不停揿动压杆疲于奔命的甲猴，由于沉重的心理负担和焦虑，得了“胃溃疡”。那只听天由命、无能为力的乙猴，安然无恙……

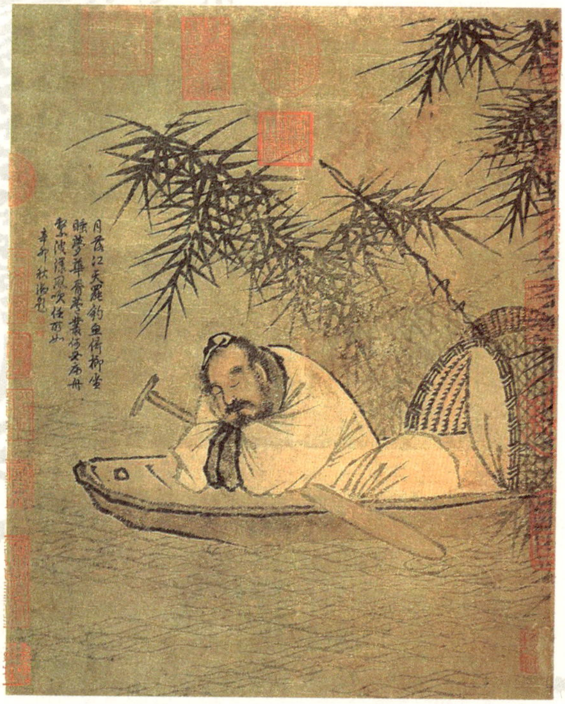

其实现代社会和这个实验有许多相似之处，频繁的刺激接踵而至，人们生活在目不暇接的紧张、焦虑之中。大家拼命地在预防伤害，采取种种未雨绸缪的手段。实际上让人们焦虑和不安的，并不是眼前的事情，而是那些所谓“将来”、“将来的将来”，那些还没有到来的事情。

这不就是大多数人的真实写照吗？忙碌了一生，时刻为将来做准备，等到时间一分一秒地溜过，才恍然大悟，"时不我予"。当生命走向尽头的时候，我们突然发现：年轻的时候拼了命想挤进一流的大学，随后又巴不得赶快毕业找一份好工作，接着迫不及待地结婚、生小孩，然后又整天盼望小孩快点长大，小孩长大后又恨不得赶快退休……当真正停下来不再对未来担心的时候，我们的生命也快要结束了。

焦虑是一种复杂的心理，它始于对某种事物的热烈期盼，表现为担心，害怕失去这些期待、希望。焦虑不止停留于内心活动，如烦躁、压抑、愁苦，还常常外显为行为方式，表现为不能集中精神工作、坐立不安、失眠或梦中惊醒。

焦虑是人类健康的隐形杀手，长期处于焦虑状态可造成生理上和心理上的疾病。轻者可引起疲劳、头痛、失眠、消化系统紊乱，甚至脱发等；重者可导致焦虑症、高血压、免疫系统功能紊乱、增加癌症发病率和死亡率等。因此，我们应该做到"既来之，则安之"，拿得起，更能放得下。要像禅师讲的那样："吃饭就是吃饭，睡觉就是睡觉，活在当下。"

小贴士

适度焦虑有益健康

焦虑是人们对尚未发生的事情的一种担心，焦虑是一把双刃剑，过度焦虑会导致疾病的发生；而适度的焦虑，往往能够促使人鼓足力量，去应对即将发生的危机。

如运动员参加比赛，起跑前就开始紧张、焦虑，肾上腺素分泌增加，心跳加快、肌肉紧张，全身所有器官立即进入"临战"状态，这时，只要听到发令枪响，他们就像离弦之箭。学生参加考试，考前几天比较容易出现焦虑情绪，结果学习效率反而提高了，平常不容易记住的东西一下子就记住了，这样就能够比较快地做好考前的各项准备，进入考试状态。

因此，适度焦虑对人体是有益的，可以调动机体的生理防御功能，增强心智活动，有利于摆脱困境。

（崔玉玲）

话聊

“与君一席谈，胜读十年书”，聊天是一种心与心的沟通与交流，不仅增进感情，而且有益健康。

清代大文学家蒲松龄曾说：“天下快意之事莫如友，快乐之事莫如谈。”

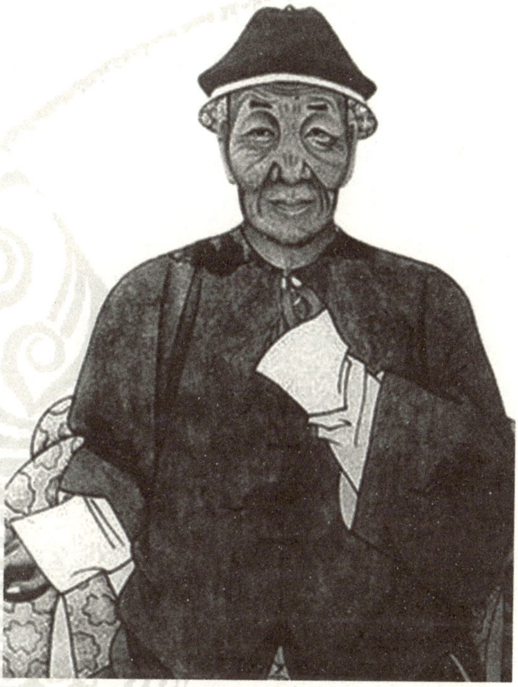
蒲松龄画像

蒲松龄的家乡在山东淄川县的西铺村，村东有一片柳树林。据说，由于蒲松龄十分喜爱这个风景秀丽的地方，于是就在这一片柳荫下摆了一个茶摊。每当行人走过，他就热情招待，请他们喝茶、抽烟，同时，还请他们“聊聊”各地的风土人情、奇闻乐事。特别是对那些白发苍苍、见多识广的老人，更是殷勤有礼，请他们畅谈自己所知的奇闻异事。别人不谈完，他还不让走。

时间久了，听的也多了；于是，蒲松龄将这些听来的传闻作为艺术创作的素材，写成了491篇短篇小说。其间，蒲松龄感到，这“聊天”对自己来说太有帮助、也太重要了，所以，他就把自己写作的房子起名为“聊斋”，而把在这座房子里写成的作品，称之为“聊斋志异”。

从古至今人们对聊天有不少体会，清代张潮在《幽梦影》里说：和学问渊博的朋友聊天，“如读异书”；和风雅的朋友聊天，“如读名人诗文”；和谨言慎行的朋友聊天，“如读圣贤经典”；和诙谐滑稽风趣的朋友聊天，“如阅读传奇小说”。故有“与君一席谈，胜读十年书”之谓。赵本山、宋丹丹在春节联欢晚会上的小品《钟点工》中就讲到，儿子为了让父亲高兴，花钱雇钟点工陪父亲说话聊天解闷。

聊天，是延缓大脑衰老，增强大脑活力的一剂良药。通过聊天，可以调动思维、促进思考、锻炼大脑，保持大脑的生机和活力，增进思维的敏捷性，减缓大脑的衰老，有效地预防老年痴呆症和抑郁症的发生。经常聊天，无疑就等于在做脑保健操。

聊天，可以满足某些心理需要，使人精神愉悦。通过聊天可以消除忧愁、解除烦恼。当自己遇到不愉快的事情时，切忌独自生闷气，此时可以找三五好友，海阔天空地“神侃”一通。这样，嘴巴一开，心情愉快，可将自己的不良心境转移，从而摆脱愤怒、忧愁、委屈、烦闷和急躁等情绪，有利于保持良好的心理状态。

聊天，可以增长知识、开阔眼界。许多不同年龄、不同经历的人，在一起聊天，讲民间故事、讲风土人情、讲生活方式等，不仅使人接受了新的知识，而且增加了生活乐趣。

聊天，还可以使人广交朋友，消除一个人的孤独感。当你与人交谈而听到对方回应时，会觉得十分踏实。多一个朋友，生活中就会多一扇窗户，生活也会变得更加丰富多彩。

话聊应该有一个良好的氛围，尽量愉快、活泼、和谐，避免过于激烈的争论。话题也应尽量广泛，这样，既能愉悦身心，又能增长见识。

（崔玉玲）

慢生活　快健康

对于"快"生活你是否已经厌倦？"悠客"带你领略"悠然自得"的慢生活艺术，真正做到"工作再忙心不忙，生活再苦心不累"。

有这样一则寓言故事：

一只小老鼠拼命奔跑。乌鸦问它："小老鼠，你为啥跑得那么急？歇歇腿吧。"

"我不能停，我要看看这条道的尽头是个啥模样。"小老鼠回答，继续奔跑着。一会儿，乌龟问它："你为啥跑得这么急？晒晒太阳吧。"小老鼠依旧回答，"不行，我急着去路的尽头，看看那里是啥模样。"

一路上，小老鼠从来没有停歇过，一心想到达终点。

直到有一天，它猛然撞到了路尽头的一棵大树桩，停下来。

"原来路的尽头就是这棵树桩！"小老鼠感叹道。更令它懊丧的是，它发现此时的自己已经老迈："早知这样，好好享受那沿途的风景，该多美啊……"

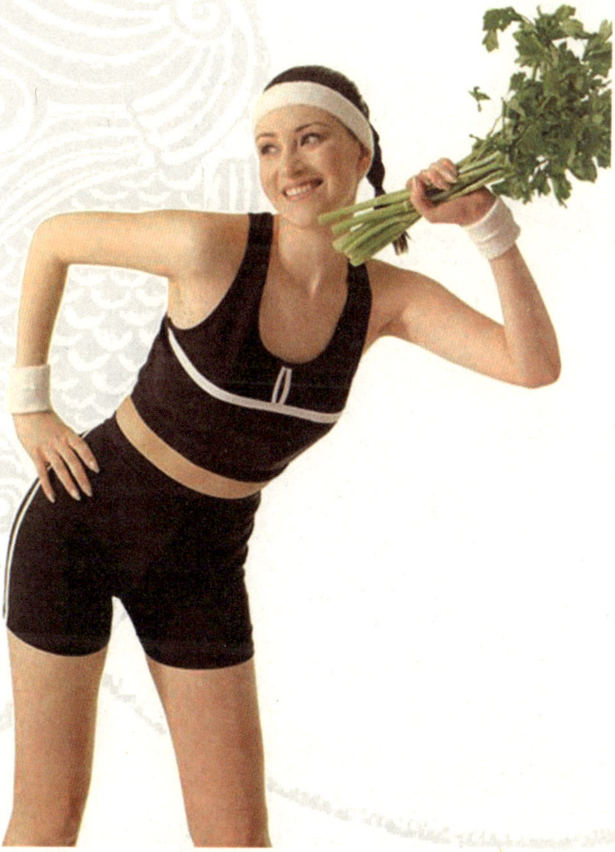

著名相声演员侯耀文猝然离世，医学专家和他的家人、朋友纷纷指出，诱发侯耀文心肌梗塞猝死的主要原因，是其生活节奏太快、压力过大。富兰克林的名言："时间就是生命"，曾影响了整个世界，激励了无数人化身为整个社会的一个齿轮，为了梦想，日夜运转不息。生活在职场中的都市白领，正像那奔跑的小老鼠一样：为了不迟到，他们步履匆匆；为了赶时间，他们在快餐店里狼吞虎咽……他们每天都在跟时针分针甚至秒针赛跑。可是，当他们正在为生活疲于奔命的时候，生活已经离他们而去。

“2009 中国城市健康状况大调查”之“中国城市‘白骨精’（白领、骨干、精英）健康状况白皮书”发布，这份以北京、上海、广州等城市 300 万健康体检数据样本为基础，面向全国城市白领精英展开健康调查，结果表明：主流城市的白领人群亚健康比例达 76%，处于过劳状态的人接近六成，真正意义上的“健康人”比例极低（不到 3%），35 至 50 岁的高收入人群中，“生物年龄”超龄趋势明显加快，平均超过“生理年龄”10 岁左右。心灵的焦灼、精神的疲惫、职业的挑战以及健康的每况愈下，这些“和时间赛跑的人”终于发现，眼前的“快”已使自己迷失了生活方向，使自己离健康的生活和生命的本质越来越远。

意大利人贡蒂贾尼于 2005 年成立了“慢生活艺术组织”，倡议人们减慢生活节奏。2007 年 2 月 19 日，该组织在米兰举办了首个“世界慢生活日”，他选在最忙碌的周一，就是要让人们意识到减慢生活节奏尤为重要。“慢生活”并不是简单的“减速”，而是提倡一种健康、快乐的生活方式，即让自己的生活张弛有度，从而让心灵平静下来。

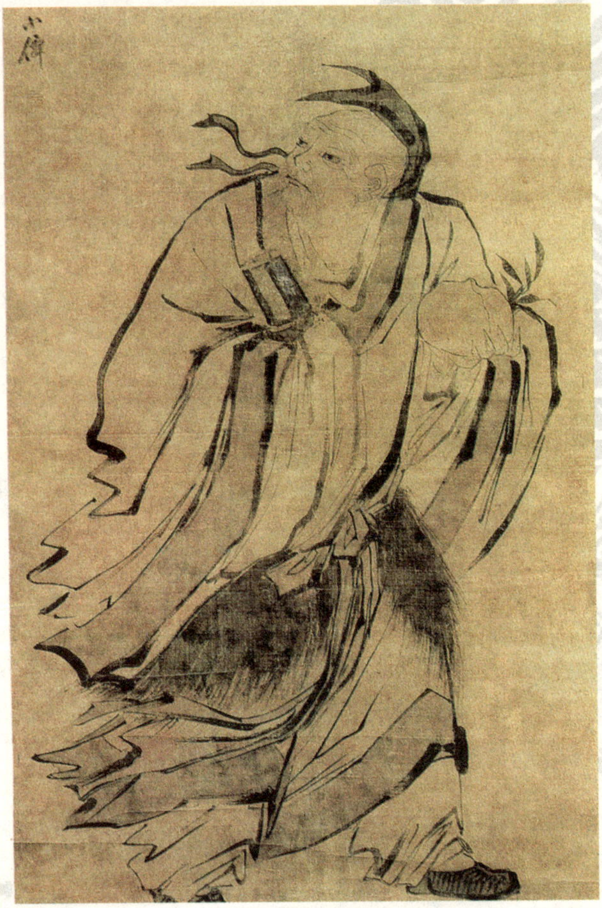

慢生活就是要学会“慢饮食”。忘记时间，让食趣在舌尖停留，细嚼慢咽。吃饭时细嚼慢咽的人，一般不易得消化道溃疡病，细嚼慢咽还能节食减肥。

学会“慢运动”。不求速度，只要精彩。慢运动能提高生活品质，那种形式上的慢速度、慢动作，所带来的是内心本质加速度的放缓。无论是在忙碌的美国、还是在浪漫的澳洲，一种“每天一万步”的健身方式相当流行。

学会“慢工作”。不做办公室子弹头，尽管还要为工作和业务拼搏，但可以把努力工作当作一件很愉快的事情。很多自以为看起来很苦的事情慢下来欣赏时，也是很美的。

学会“慢休闲”。不必扎堆，但求情调。无论跑到哪一个城市，就如回到自己的家：让平时劳碌的身体停歇，让紧张的神经彻底放松，让浮躁的心态沉淀下来。只要达到这个目的就够了，至于形式如何，自然可以随心所欲。

“慢生活”是一种积极的生活方式，是一种健康的心理态势，更是一种能力。“慢生活”不是支持懒惰，放慢速度不是拖延时间，而是让人们在生活中找到平衡，是对人生的高度自信，是一种高智、随性、细致、从容的应对世界的方式，是真正做到“工作再忙心不忙，生活再苦心不累”。

圣哲有言：“欲速则不达”，“一张一弛，文武之道”。

（崔玉玲）

当心！人性的魔鬼

心若改变，你的态度跟着改变；态度改变，你的习惯跟着改变；习惯改变，你的性格跟着改变；性格改变，你的人生跟着改变。

有个老魔鬼看到人间的生活过得太幸福了，他说："我们要去扰乱一下，要不然魔鬼就没有作用了。"

他先派了一个小魔鬼去扰乱一个农夫。因为他看到那农夫每天辛勤地工作，可是所得却少得可怜，但他还是那么快乐，非常知足。

小魔鬼就开始想，要怎样才能把农夫变坏呢？他就把农夫的田地变得很硬，让农夫知难而退。

农夫的田地变得很硬，那农夫刨了半天，好辛苦，但他只是休息一下，还是继续刨，没有一点抱怨。

老魔鬼又派去了第二个。小魔鬼想，既然让他更加辛苦也没有用，那就拿走他所拥有的东西吧！

那小魔鬼就把他午餐的面包和水偷走，他想，农夫做得那么辛苦，又累又饿，却连面包和水都不见了，这下子他一定会暴跳如雷！

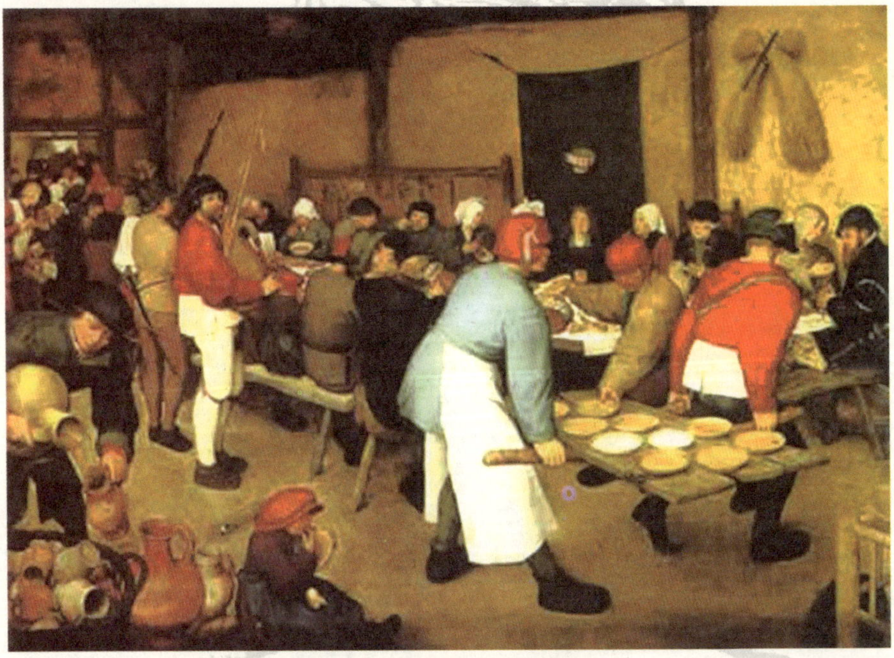

小达维德·特尼尔斯《农家婚礼》

农夫又渴又饿地到树下休息，想不到面包和水都不见了！“不晓得是哪个可怜的人比我更需要那块面包和水？如果这些东西能让他得温饱的话，那就好了。”

老魔鬼觉得奇怪，难道没有任何办法能使这农夫变坏？就在这时，第三个小魔鬼出来了。

小魔鬼先去和农夫做朋友，农夫很高兴。因为魔鬼有预知的能力，他就告诉农夫，明年会有干旱，教农夫把稻种在湿地上，农夫便照做。结果第二年别人没有收成，只有农夫的收成好，他就因此而富裕起来了。

小魔鬼又每年都对农夫说当年适合种什么，三年下来，农夫就变得非常富有。

他又教农夫把米拿去酿酒贩卖，赚取更多的钱。慢慢地，农夫开始不工作了，靠着经济贩卖的方式，就能获得大量金钱。

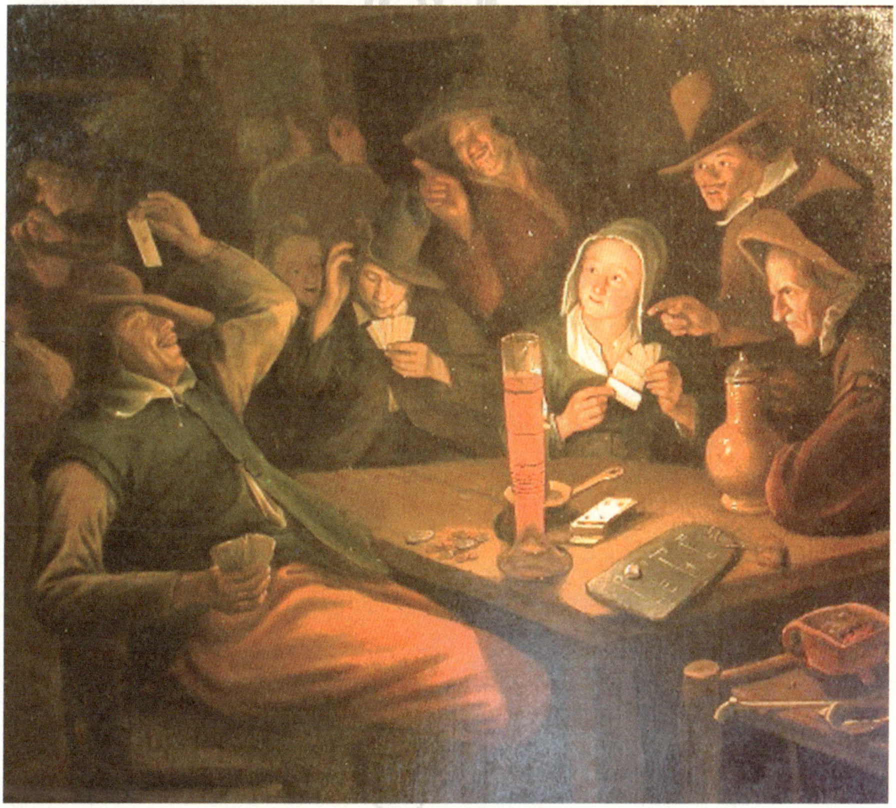

扬·斯丁《乡村的狂欢》

有一天，老魔鬼来了，小魔鬼就告诉老魔鬼说：“您看！我现在要展现我的成果。这农夫现在已经有猪的血液了。”只见农夫办了个晚宴，所有富有的人都来参加；喝最好的酒，吃最精美的餐点，还有好多的仆人侍候。他们非常浪费地吃喝，衣裳零乱，醉得不省人事，开始变得像猪一样痴肥愚蠢。

“您还会看到他身上有着狼的血液。”小魔鬼又说。这时，一个仆人端着葡萄酒出来，不小心跌了一跤。

农夫就开始骂他：“你做事怎么这么不小心！”

“唉！主人，我们到现在都没有吃饭，饿得浑身无力。”

“事情没有做完，你们怎么可以吃饭！”

老魔鬼见了，高兴地对小魔鬼说：“唉！你太了不起了，你是怎么办到的？”

小魔鬼说：“我只不过是让他拥有比他需要的更多而已，这样就可以引发他人性中的贪婪。”

人的贪欲好比一个黑洞，你填进去的东西越多，它的力量就越大，能够吸进去的东西就会更多。贪婪会传染，当贪婪的人发现别人在轻松获利时，喜欢一窝蜂地凑热闹，抢机遇，带来了更多的贪婪之人。贪婪还会自我增强，当人轻松挣到100万的时候，大多数人想的不是适可而止，而是想要1000万，贪念会一发而不可收。

自从有文字记载以来，人类为了争夺财富、资源和人口，不断发生血腥争斗，有文争，更多的是武斗。不管哪种形式的争斗，贪婪都是原动力，很多自诩聪明的人在贪婪心的引诱下，很快就吞噬了贪婪的恶果。往往越是聪明的人，面对巨大诱惑的时候，变化得越快，变为一个被贪婪奴役的蠢人。当愚蠢与贪婪相遇，贪婪引发愚蠢，愚蠢促进贪婪。

每一个为梦想努力奋斗的人，在追求梦想的同时，千万不要忘了最初的本心，不要忘记做人原本的快乐。

（丁庆新）

顺其自然

有一种心境，叫顺其自然。穷也好、富也好、得也罢、失也罢，一切都是过眼云烟。当岁月在悠然的钟声里消失，一切将幻化为空气中的那份宁静自然。

北欧有个很有名的教堂，里面十字架上的耶稣和真人差不多。传说这个教堂非常灵验，每天来教堂祷告的人非常多，教堂看门人很辛苦。有一天，他对耶稣祷告说：他希望能感受一下耶稣每天给信徒们心灵安慰的感觉。这时候他听到耳边响起一个声音："我可以答应你。但是你要保证任何情况下不要出声。"看门人开心地说"没有问题!"于是，看门人和上帝换了位置。

不一会儿，有个富人前来祷告，祷告完毕就出门去，忘记了他放在祷告桌下的钱袋。在十字架上的看门人想提醒他，但是想到自己的承诺，忍住没有出声。

过了一会儿，有个穷人前来祷告，看在他可怜的妻子和孩子的份上，祈求上帝帮他度过目前困顿的生活。祷告完，看到桌下的钱袋，打开发现满袋的金币，他马上感谢上帝的灵验和爱心，拿着钱袋欢天喜地地走了。在十字架上的看门人想告诉他钱袋不是他的，但想到自己的承诺，忍住没有出声。

又过了一会儿，有个年轻水手前来祷告，祈求上帝保佑这次出海能够平平安安、满载而归、顺利返航。这时候丢钱袋的富人回来，揪着年轻水手的衣领要让他归还钱袋。水手也火了，两人打闹起来。在十字架上的看门人实在忍不住了，张口以上帝的口吻告诉他们真相：富人的钱袋被那个穷人拿走了，不是这个水手拿的。富人急着找回钱袋，水手急着去赶马上启航的轮船，两人匆匆离开教堂。

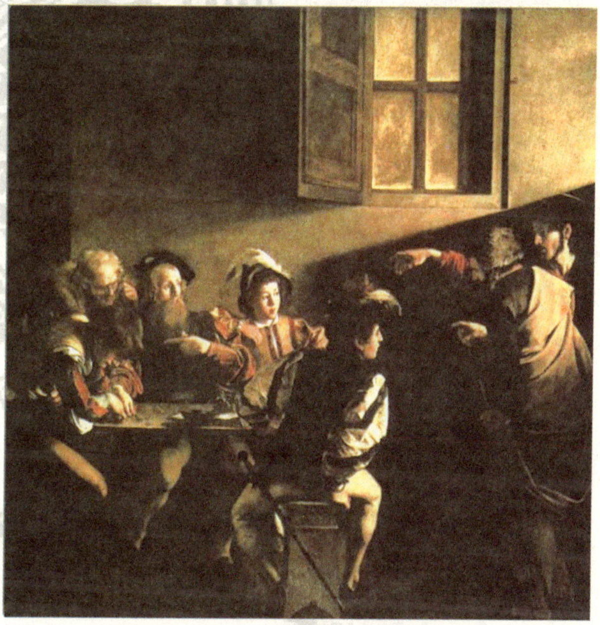

亨德里克·特尔·布吕根《圣马太的召唤》

待一切恢复平静，在门口的上帝对看门人说："你出声了，你下来吧。"看门人辩护道："我并没有错啊，我只是告诉他们真相而已。"

上帝说道："是的。可是那位富商并不缺钱，富人拿到那笔钱只是去嫖妓，而穷人拿到那笔钱却可以救活他的全家！而那个年轻水手本来因为争吵可以错过那个航班，他还能保住一条命，而现在，他所搭乘的船正沉入海中！"

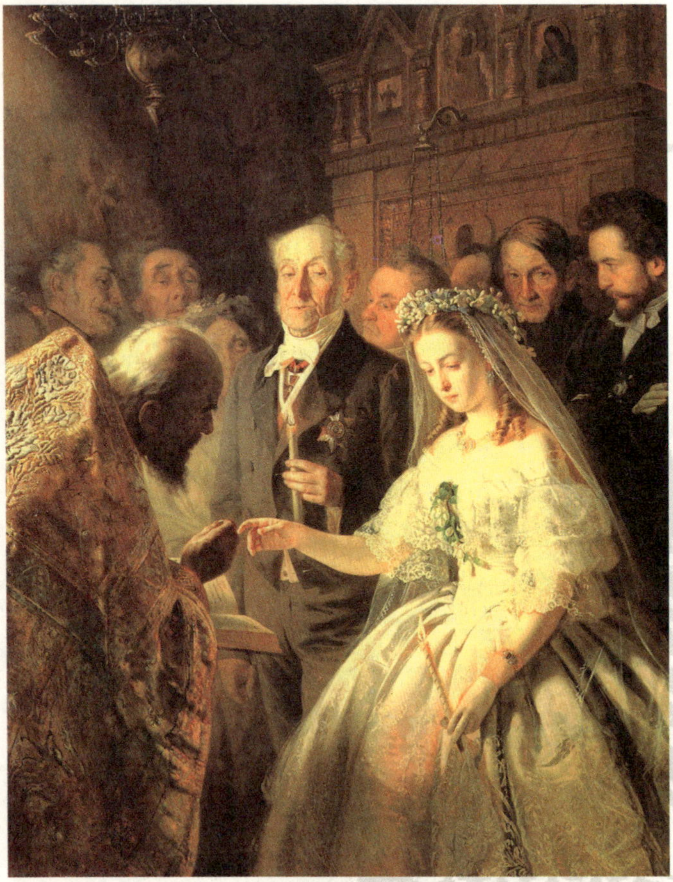

《不相称的婚姻》

行色匆匆的快节奏生活尽管给人们带来了物质回报，但同时也伴随着烦恼、压力、紧张、焦虑。人的一生，沉浮不定，兴衰同行，胜骄败馁，心情跌宕。很多时候我们都希望通过自己的努力使事情朝好的方向发展，但结果往往事与愿违。

"红尘一梦论真谬，镜里观花空悠悠。油盐醋酱催白发，生老病死迫人愁。"此乃人生必尝之苦茶也。面对苦茶，虽然有时候我们很累，但是我们应以宽处世，以雅待事，坦然处之；人生的事，没有十全十美。道家思想中"清静无为"、"返璞归真"、"顺应自然"等主张，对于当下处理纷繁复杂的事件具有重要的指导意义。

（丁庆新）

珍爱生命，淡泊名利

“生命犹可贵，千金亦难买”，淡泊名利，淡然处之，珍爱宝贵的生命之花，绽放生命的光彩。

马其顿的君主——亚历山大大帝，是那个时代的世界征服者。据说当时曾有预言，只有当“地表成钢，天空成金”时，他才会死，这让亚历山大大帝产生永远安全的幻觉，相信自己像奥林匹亚山的诸神一样永远不死。在远东漫长、累人的战役后，他班师返回希腊，途经巴比伦附近的沙漠时，发起高烧，无法待在马鞍上，于是被扶下马。其中一位将军把他的钢甲铺在地上，天鹅绒的内里打开，让亚历山大大帝躺在上面，并撑开金丝绣边的伞，使他免于烈日曝晒。

就在此时，身经百战、所向无敌的征服者亚历山大了解末日近了，因为他现在正躺在钢铁的地上，黄金般的遮阳伞就在上方。他惊惶失措，含泪乞求随侍身旁的众多良医，请他们想办法保住他的生命，但大家都表示爱莫能助。他对将士们说道，“我不久将离开这个世界，我有三个遗愿，你们要完全按我说的去执行。”将士们含着泪答应了。

“第一个遗愿是，我的棺材必须由我的医师独自运回去。”亚历山大喘了口气，继续说道：“第二，当我的棺材运向坟墓时，通往墓园的道路要撒满我宝库里的金

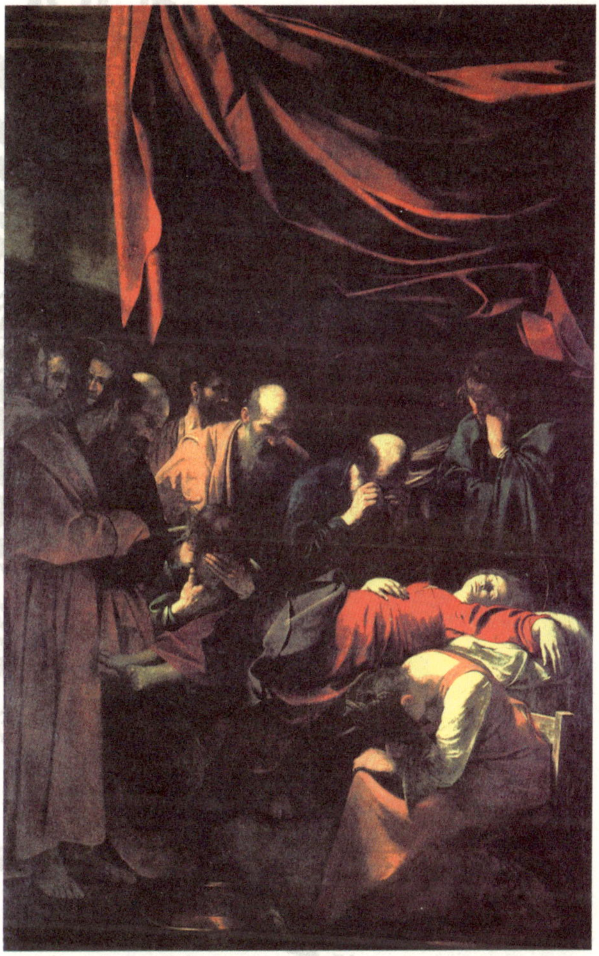
米开朗基罗·梅里西·达·卡拉瓦乔《圣母玛利亚升天》

子、银子和宝石。”亚历山大裹了裹毛毡，休息了片刻，“最后一个遗愿是把我的双手放在棺材外面”。聚集在他身边的人都很好奇，但没人敢问为什么。亚历山大最喜爱的将军吻了吻他的手说，“陛下，我们一定会按您的吩咐去做，但您能告诉我们为什么要这么做吗?”

亚历山大深深吸了一口气说道：“我想要世人明白我刚刚学到的三个教训。我让医师运载我的棺材，是要人们意识到医生不可能真正地治疗人们的任何疾病。面对死亡，他们也无能为力。希望人们能够懂得珍爱生命。第二个遗愿是告诉人们不要像我一样追求金钱。我花费了一生去追求财富，但很多时候是在浪费时间。第三个遗愿是希望人们明白我是空着手来到这个世界的，而且我空着手离开了这个世界。”说完他闭上了眼睛，停止了呼吸。

“生命犹可贵，千金亦难买”。人的生命是至重、至贵的，当一个人失去生命的时候，其所拥有的金银财宝、名车豪宅都将人去楼空、毫无意义。人在一生当中，许许多多的事情并非仅仅为了生存。

俗话说：钱财乃身外之物，生不带来死不带去。作为人只要生活条件基本具备就行，不要一味地去追求难以实现的过高标准与要求。摆正自己的位置，调整好自己的心态。抛弃无谓的烦恼，使自己始终处于良好、轻松、舒畅的生活环境之中，才能够提升自己的生存质量。因此，只有淡泊名利者才能使自己有一个幸福而快乐的人生。

（丁庆新）

“丑小鸭”也会变成白天鹅

——自卑情绪的调适

不敢跑步的胖女孩

十几年前，她从一个小县城考取了北京一所大学。但在大学的大部分日子里，她都是在恐惧、自卑中度过的。她疑心同学们会在暗地里嘲笑她，嫌她太土气，嫌她肥胖的样子太难看。

她不敢穿裙子，不敢上体育课。大学学习结束的时候，她差点儿毕不了业。不是因为功课太差，而是因为她不敢参加体育长跑测试！老师说：“只要你跑了，不管多慢，都算你及格。”可她就是不跑。她想跟老师解释，她不是在抗拒，而是因为自卑和恐惧，恐惧自己肥胖的身体跑起步来一定非常的愚笨，一定会遭到同学们的嘲笑。可是她连给老师解释的勇气都没有，只能傻乎乎地跟着老师走。老师回家做饭去了，她也跟着。最后老师烦了，勉强算她及格。

经过十几年的打拼，她现在是中央电视台著名节目主持人，经常对着全国几亿电视观众侃侃而谈，而且是第一个完全依靠才气而丝毫没有凭借外貌走上中央电视台主持人岗位的。她现在仍然很胖，但是全国观众都接受了她，她用自己特

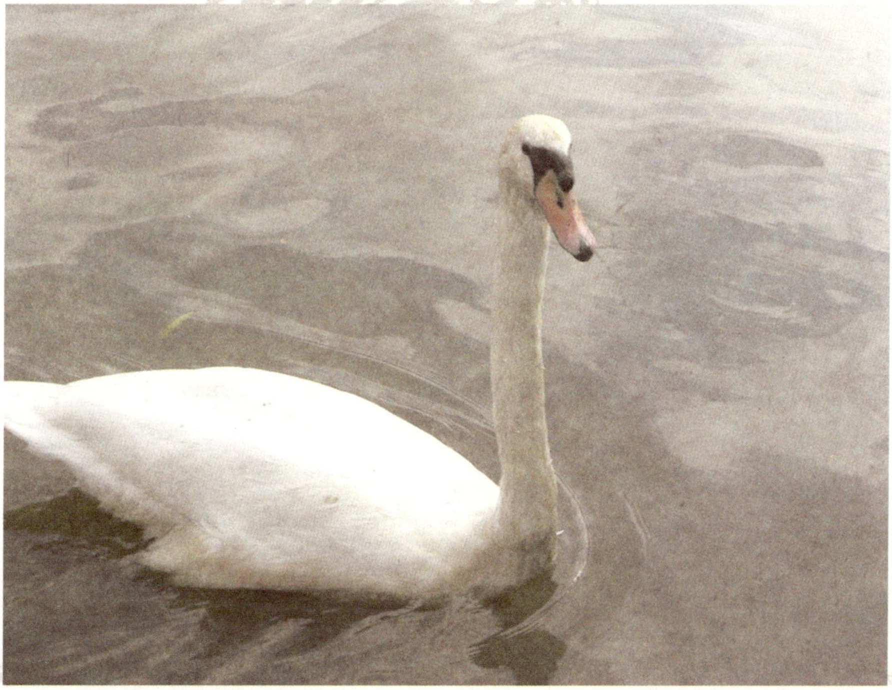

有的乐观和睿智征服了所有观众。她曾经自卑过，但她战胜了它，变成了美丽的“白天鹅”。

我们小时候都听过丑小鸭的故事：因为长得与其他鸭宝宝不同，丑小鸭备感自卑，认为自己很丑。其实，它的自卑只是因为自己与众不同，长大了它才发现，自己原来并不丑陋，因为自己变成了一只美丽的白天鹅。小时候我们总是在想同样的问题：“丑小鸭是怎么变成白天鹅的呢?”长大了才琢磨过来，哦，原来它本来就是一只白天鹅呀，白天鹅也是有丑陋的童年的，至少在鸭子看来是这样的。

由此，我想起一句格言——自卑源于比较，而不是源于真实。

自卑并不是天生的，我们想想当一个婴儿躺在妈妈的怀里的时候，他不会产生任何的自卑。因为，他还没学会比较，还没学会将自己的缺点和他人的优点做不公平的对比，还没学会将自己的某一缺点片面扩大，还没学会为了暂时的山重水复而停步不前、垂头丧气。

自卑的根源在于对自己和对事物的片面认知，在于自己目光的着眼点。这也是由自己性格造成的，自卑感较强的人一般具有以下几种性格特征：小心、内向、谨慎、孤独、偏见、完美主义。

其实每个人都有自己的弱点，林肯在填写国会议员履历表时，也不忘填“有缺点”，但他善于把握自己，把自卑化为强大的内驱力，终于达到人生的巅峰。

心理学的研究发现，许多有所作为的人，早年大多曾经有过这样的自卑心理，认为自己某方面不如别人，但他们越是看到自己比别人差，越是试图要去超过别人。这就冲破了自卑的束缚了。通常这样的人一旦发奋都会做出一鸣惊人的成绩。

那么如何克服自己的自卑心理呢?

首先学会如何把自己与别人比较。俗话说“尺有所短，寸有所长。”“金无足赤，人无完人。”每个人都有自己的长处与短处，因此，不要用自己的弱点来和别人的强项比较。正确的比较应该全面。既比上，又比下；跟下比，看到自身的价值；跟上比，鞭策自己进步。既比优点，也比缺点。就像一句俗语所说的，“向上比，人比人气死人”，但我们也可以说“向下比，人比人乐死人”。这样我们的心理才能取得平衡点。其实，最重要的比较，是正确认识自己，自己跟自己比。自己比昨天有了进步就是值得肯定的。在看到自己长处的同时，再将注意力转移到自己感兴趣、也最能体现自己才能的活动中去。先寻找一件比较容易也很有把握完成的事情去做，小小的成功后便会有一点喜悦，做完后再同样定下一个新的目标。这样，每成功一次，便强化一次自信心，逐渐地自信心就会越来越强。这样才能奋发努力，不断进步，过有意义的人生。

其次，对于自己不要求全责备。我认为，人的价值主要体现在通过自身的努力可以达到的最大限度，而不是追求那个100分的完美。因为每一个人同周围的人相比，不如别人的地方是很多的。没有任何一个人处处比别人强。何况有些“缺陷”是通过努力也改变不了的，你就不用理会它。比如长相丑，让自己丑就是了；比如家庭环境差，你一时也无法改变，你可以羡慕别人，有点自卑感，但你不可过于看重它，变成包袱背在身上。你应该做的是把精力放在经过努力可以赶上并超过别人的方面，即通过努力奋斗以取得某一方面的成就来补偿自身的缺陷，从而在倾斜的心理天平上投入恢复平衡的砝码。比如你的智力不如人，你可“笨鸟先飞”，通过付出比别人多的汗水，获得同别人一样多、或超过别人的知识技能；如果你长相不那么漂亮，你也完全可以通过后天的修养来完善自己的气质，为自己的外表加分。这样“失之东隅，收之桑榆”的成功事例，不胜枚举。人们也由此克服了自卑，获得了一定程度上的心理平衡。因此，应把缺点、失败及别人的耻笑等看成是一种常事，当成完善自己的动力，而不是心理负担。

克服自卑情绪，体验好心情

（1）定一些自己经过努力就可以达到的小目标，例如，学习和工作方面：今天完成哪些任务，学会哪些内容，今天背2个英语单词，学会一首诗词等。切忌要求太高、目标太大和过于急于求成，否则会适得其反。每晚临睡前，把当天自己认为做得好的事情记下来，达到了哪些小目标等。特别体会一下当时的好心情。

（2）多接触快乐的人或事物：大家请相信，情绪是可以传播和感染的，当你久处喜乐的情境中，你的情绪设定也将逐步改观，试想，周遭的人都是自信、快乐和积极的，不断地支持你，长久下来你的情绪会逐渐与这些事物产生共振，处在同样的设定频率上，你会逐渐发觉，自己有能力为自己选择更好的人生坦途。

（3）品味“利他快乐”。尝试帮助比自己更自卑的人解决问题，通过对他们的无私帮助，看到他们的进步，会让你有意想不到的收获。这时你会发现一个完全不同的自己。

（4）适度地运动、休闲：运动可以刺激大脑内啡呔的分泌，音乐舞蹈等可以加强自身的艺术修养，安定焦虑自卑的负性情绪。

小辞典

什么是自卑

心理学认为，自卑是一种因自我评价偏低、过多地自我否定而产生的负性情绪体验。自卑不同于自我排斥。自我排斥是一种不能接受自我的观念，是对自己全方位的否定。自卑则是对自己的偏低评价，尽管也有自我否定倾向，但仅局限于某些方面（如能力、容貌等）。自卑也不同于自责。自责是因为个人的错误或疏忽造成一些不良的后果而感到内疚，责备自己，而自卑只是在某种情境下，心理失衡的一种表现。它大多来源于对自身错误的认知。而在某些特殊情况下，自卑会以另外的形式表现出来，如过分的自信，这是自卑者的心理反弹，是自卑的一种变形的表现形式。

自卑者常常会不切实际地夸大自己的缺陷，习惯于用自己的短处与别人的长处相比较，习惯于将注意力倾注于自己的弱势，不能客观地分析自己所受的挫折，不能正确地对待曾经的过失，也不能客观地理解他人对自己的评价；自惭形秽，不敢相信自己的能力；过度防卫，将对自身的不满投射到别人身上，导致社会适应不良。

（张志群）

生命不能承受之重

——什么是抑郁症

忧郁像磨盘
把生活中
所有的美好
都碾成枯燥的
单调刺鼻的
尘烟

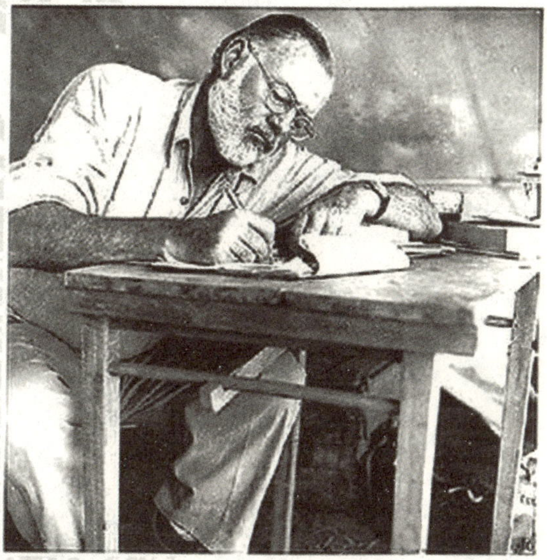

近年来，“抑郁”已成为了高频词汇，渗入到人们的生活中，但由于种种原因，抑郁症的话题从来都不轻松。从海明威、川端康成，到诗人顾城，再到当代演艺界的张国荣、李恩珠，抑郁症何以让这些人走入悲伤的深渊而不能自拔，甚至以自杀来了结自己的人生？抑郁症到底是性格的软弱还是一种需要治疗的疾病？得了抑郁症真的就无药可治了吗？

抑郁症是一种常见疾病，每十位男性中就有一位可能患有抑郁；而女性则每五位中就有一位可能患有抑郁。抑郁症严重困扰患者的生活和工作，给家庭和社会带来沉重的负担，约15%的抑郁症患者死于自杀。

“小崔，听说最近你抑郁了？”——大家还记得那年春晚宋丹丹的这句台词吧，虽然，宋丹丹的调侃让崔永元的抑郁症再一次为人所知，但如今的崔永元已经勇敢地走出了抑郁症的阴影，依然以风趣、幽默的风格主持节目，给观众带来欢乐和启迪。可遗憾的是，像崔永元这样能勇敢承认、正视疾病的患者毕竟是少数，生活中有太多的抑郁症患者得了病而不自知、即使知道又不愿接受治疗，甚至造成了严重的后果。请看下面的例子。

优秀的她为什么抑郁了

王敏（化名）从小就好强，学习成绩不是第一就是第二，名牌大学毕业后，在工作上也严格要求自己，做到让领导满意。她逐渐发现，自己无法忍受别人做得比自己好，听到某个同事被领导表扬，就会反思自己哪里做得不好，内心非常痛苦……

于是工作越来越不顺，只好忍着，撑了好久，压力与情绪都闷在心里，遇到不开心的事情也不愿意跟人说，静下心来时，总是感到很无助，很忧郁，对很多事情都没有信心，就连平常很得心应手的文字策划，也感到力不从心，对周围很多事物缺乏兴趣，时常心悸、发抖，开始，王敏以为是工作压力太大烦扰了心情，影响了状态，不能放松下来，可能休息几天就没事了，后来，情况越来越严重了，无法排除自己的压力和内心的惶恐。

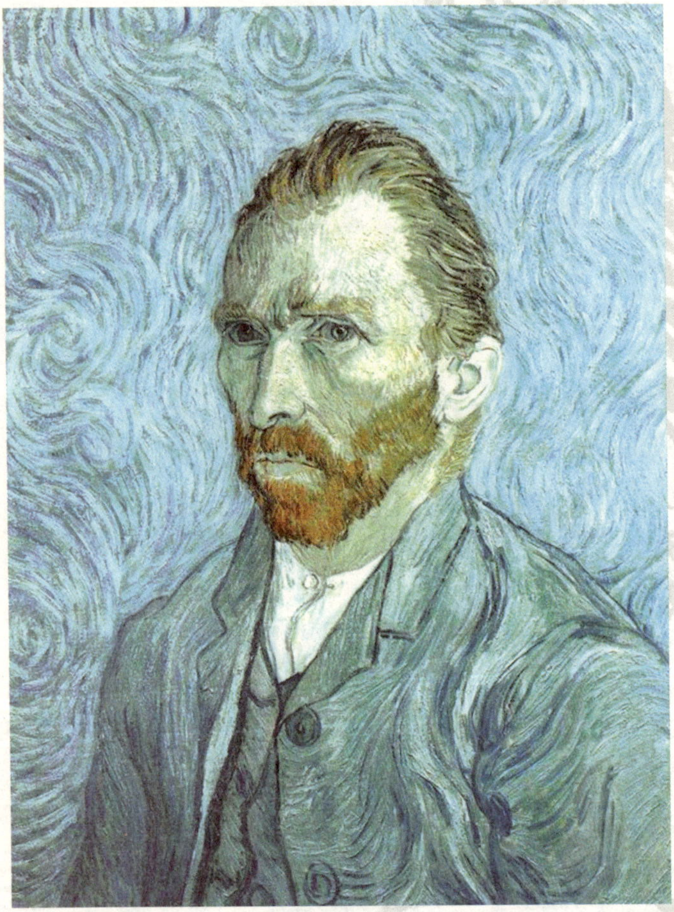

梵高自画像

（梵高因抑郁症于1890年自杀身亡）

有天早上，她去上班，到公司时，办公室里还没人，看着空荡荡的房间，王敏忽然感到特别恐惧、焦虑、无助和难过。于是她关上门，趴在办公桌上哭泣起来。后来，同事们来了，看到她这副样子，就将她送到医院，经医生诊断，她患了重度抑郁症。

但她不承认自己得了这样的心理疾病，认为很没面子，于是她没有接受医生的建议，而是选择了自己回家调理。于是她休息在家，每天做饭，做家务，不和外界的人接触，感觉更加抑郁了，认为自己成了没用的人，成了家人的负担，于是她写好了遗书，准备自杀，幸好被偶然回家探望的丈夫发现了，王敏得救了。她在家人的支持下，勇敢地走进了精神科接受规范的治疗。后来，在父母、先生、同事与医生的支持下，情况有了很大的转变，情绪逐渐好转，可以回到原来的单位工作了。

所以，得了抑郁不要怕，不要回避，只要你勇敢地面对，就能找回属于自己的春天。

“抑郁”也是病，切勿讳疾忌医。对患有抑郁症的人，不能笼统地说其性格不好、受过刺激，或者是家庭教育、背景有问题，这些只是问题的一个方面或是诱发因素之一，而实际上抑郁症的原因更多是生物学上的。抑郁症是一种疾病，就像糖尿病、高血压一样，需要进行药物治疗。

但是在我国，大部分抑郁症患者都没有接受正规的治疗。这一方面是由于社会上有歧视精神性疾病患者的情况，使抑郁症患者羞于去精神科就诊，也不想让别人知道他有这个病。另一方面，很多患者没有意识到这是病，也就是说，患者根本不知道通过看病吃药可以治愈。

那么什么样的人容易患抑郁症呢？

下面这些人，请注意，你们容易患抑郁症：

①中年人；②慢性病患者；③教师；④准妈妈。

易患抑郁症者的心理特征是：情感丰富，敏感，多疑，缺乏安全感；个人欲望强烈，思维能力强，责任心重，执著，道德感强，纪律性强等。

小贴士

你抑郁吗——抑郁倾向自测

(1) 我感到情绪沮丧，郁闷；

(2) 我感到早晨心情最好；

(3) 我要哭或想哭；

(4) 我夜间睡眠不好；

(5) 我吃饭像平时一样多；

(6) 我的性功能正常；

(7) 我感到体重减轻；

(8) 我为便秘烦恼；

(9) 我的心跳比平时快；
(10) 我无故感到疲劳；
(11) 我的头脑像往常一样清楚；
(12) 我做事像平时一样不感到困难；
(13) 我坐卧不安，难以保持平静；
(14) 我对未来感到有希望；
(15) 我比平时更容易激怒；
(16) 我觉得决定什么事很容易；
(17) 我感到自己是有用的和不可缺少的人；
(18) 我的生活很有意义；
(19) 假若我死了别人会过得更好；
(20) 我仍喜爱自己平时喜爱的东西。

评分规则："无"，为1分；"有时"为2分；"经常"为3分；"持续"为4分。

指数＝总分/80 ×100%

指数在50%以下，属正常范围；

指数在50%至59%，为轻度抑郁；

指数在60%至69%，为中度抑郁；

指数在70%及以上为重度至严重抑郁。

这些招，教你防抑郁

（1）了解自己的优点、缺点，使自己有自知之明，这样才能够自尊自强。

（2）做到"三个不"。即：对今天不生气，对昨天不后悔，对明天不担心。

（3）白天多到户外活动，晚上要设法睡好觉。有研究表明，太阳光的照射有助于减少抑郁症的发生频率，运动也可以使人体内产生快乐物质，使人心情更好。

（4）关心他人的疾苦，体验利他幸福。关心他人能帮助自己正确地看待烦闷和苦恼。搞好人际关系，帮助他人的同时你自己也会感到快乐和幸福，这样还能增进个人适应社会，求得心理平衡。

（5）不以寻求心理上的帮助为耻。我们每个人的自我了解和自我帮助是有限的，必要的时候需要有其他人帮助解决困难。不要羞于向亲朋好友求助或者向心理医生咨询。

小辞典

什么是抑郁

我们通常所说的抑郁症，是心境障碍的一种表现，心境障碍是情绪失调的一种，又称为“情感性精神障碍”，是以显著而持久的情感或心境改变为主要特征的一组疾病。临床上主要表现为情感高涨或低落，伴有相应的认知和行为改变，发作形式包括抑郁和躁狂发作，双相障碍，环性心境障碍，恶劣心境障碍等。

其中最常见的就是抑郁症，其主要症状是：心境抑郁，对所有活动均不感兴趣或不觉得愉快。并存在下面这些问题中的某几种：体重减轻或增加（如不限制饮食时），失眠，激惹或行动迟缓，疲劳、思维不清晰，无价值感，经常想死或自杀。如果有一次以上的重性抑郁发作而无躁狂发作，便称“重性抑郁”，如与躁狂交替发作便称“双相障碍”。

（张志群）

猴子的陷阱，得失的哲学

猴子的陷阱

传说在热带地区，有一种专门用来捉猴子的陷阱，人们把椰子挖空，然后用绳子把椰子绑在树上或固定在地上，椰子上留了一个小洞，洞里放一些食物，而挖空的洞口大小恰好只能让猴子空着手伸进去，而无法握着拳头拿出来。于是，自以为聪明的猴子闻香而来，并发现美味的椰子上恰好有一个小洞口，它欣喜若狂地将自己的手伸进去抓食物，可是，它惊奇地发现，紧握的拳头怎么也拿不出洞口，可是它无论如何也不会甘心就这么空手而归，于是，它尝试，它努力，它挣扎，因为这是它今天的全部希望。渐渐地，它听到猎人的脚步声，但是，它觉得自己已经掌握窍门了，马上就要把美味的食物拿出来了，再做最后一次努力吧。很不幸，它没有成功，这时猎人真的走近了，猴子已惊惶失措，它只想跑掉，但怎么也逃不掉。

其实，没有任何人捉住猴子不放，它是被自己的执著所俘虏，其实，它只需将手放开就能缩回来。

掩卷沉思，我忽然觉得，我们生活中的许多人不是也像那只猴子一样吗？有一句话叫做“天下熙熙，皆为利来；天下攘攘，皆为利往”，很多人在得到或失

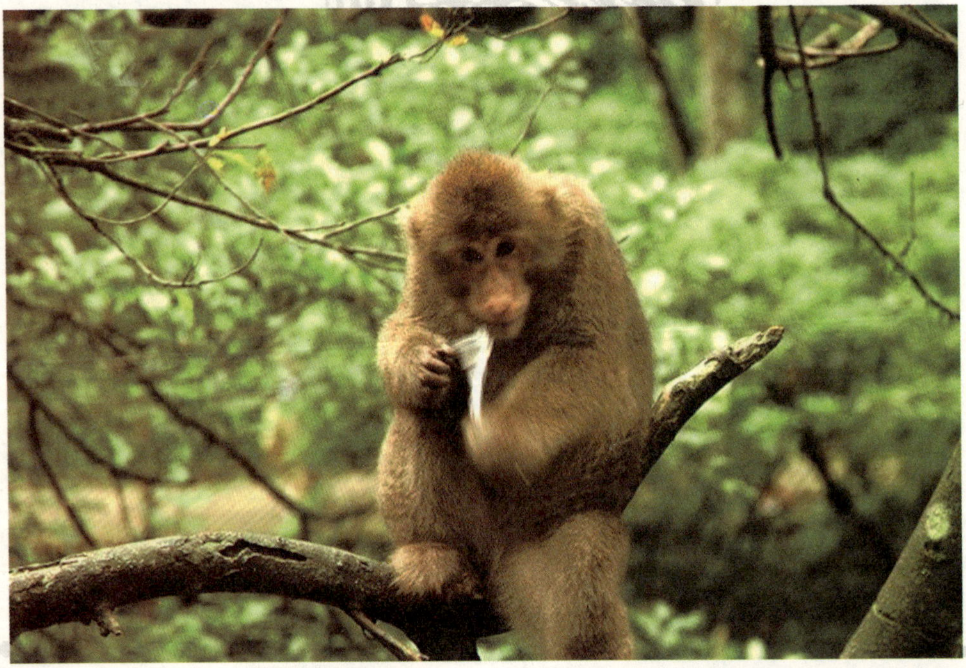

去了利益后，大喜大悲，有时竟忘了自己得到这些究竟是为了什么。得到的越多真的就越快乐吗?

笔者认为不一定，笔者要用一句话与大家共勉——“得失放两旁，快乐摆中央”。

当然，人的情感总是希望有所获得，以为拥有的东西越多，自己就会越快乐。所以，这一人之常情就迫使我们沿着追寻获取的路走下去。可是，有一天，我们忽然惊觉：我们的忧郁、无聊、困惑、无奈和一切的不快乐，都和我们的要求有关，我们之所以不快乐，是我们渴望拥有的东西太多了，或者，太执著了，不知不觉，我们已经对拥有的东西没有感觉，而对那些自己没有得到的东西耿耿于怀。

据说欧洲有一个名不见经传但很富有的小国家，其公民自生下一直到大学毕业一分钱不用花，国家替你买单，而且养老等社会保障非常完善。大家会想，这样的国家，国民一定会很幸福；但是，恰恰相反，这样好的福利也不能换取其公民的幸福；据统计，这个国家的自杀率很高。

有许多人会不解地问，“这是为什么呢”？这可以解释为，得到的物质享受并不代表幸福和快乐，相反，如果物质享受得来的太容易的话，就从另一方面也断送了人们奋斗的理由和动力，于是，很自然地，烦恼就自己找上门来了。

那么人生中，有没有比得失更重要的呢？有！与得失的一切相比较，快乐是最重要的，如果你有很好的身体但没有快乐，那你比病人更难受；如果你家有金山、美妻但没有快乐，那你比一无所有更难过；如果你身居高位、声名显赫但没有快乐，那你比乞丐更痛苦。

明白了这个道理，我们不妨把得失看得淡一些，其实是心中的欲念使我们放不下；内心的欲望与执著，使我们一直受缚；我们唯一要做的，只是不要像那只倒霉的猴子一样握紧拳头，而是将我们的双手张开，放下无谓的执著，就能逍遥自在了。

那么如何做到对得失的豁达态度呢？我们可以用清代著名的画家郑板桥的一句名言来共勉，“难得糊涂”。

糊涂看待得失

清代著名诗人、书画家郑板桥有一句名言：难得糊涂，吃亏是福。这里所谓的“糊涂”，就是肚量要大，不计较个人的一时得失，只求得心安。所谓“福”，就是有利于人的健康长寿。

在日常生活中．对一些非原则的问题采取糊涂一点的态度．这样可以提高心理的承受能力，避免不必要的精神痛楚和心理困惑。以恬淡平和的心境对待生活中的利益得失，可使自己始终保持乐观大度的心态。

人们生活在社会中，难免遇到或多或少、或大或小的矛盾与麻烦、得失和利益冲突，如果遇事总是过分计较，久而久之不利于身心的健康。有关研究证实，人经常处于烦恼和忧愁中，不仅会加速人的衰老过程，心脏病、高血压、肝肾病、精神病、癌症等疾病也会不期而至。而“糊涂”既可使矛盾消除，又可以缓解精神压力，使人变得轻松、恬淡，避免疾病的侵袭。

事实上，遇事糊涂的人比事事精明的人人际关系要好。不斤斤计较的人，不过分注重生活中的小事、琐事、烦事，不仅可以减少焦虑，还容易获得家庭幸福、婚姻美满，工作顺心，身心也健康。难道这不是人生中最大的“得”吗？反而是那些对日常得失斤斤计较的人，看似得到了一些东西，但所付出的精神和身体的损害是最大的“失”呀！

如果生活的给与
不够慷慨
你也不必
耿耿于怀
得到　是一种快乐
失去　又何尝不是
一种经历
只需放下执著
你就会生活得
逍遥自在

展望人生的长河，得失只是太小的一件事情，只要自己的心能够安宁，失去点东西又算得了什么？现在就请你放松下来，静静地聆听心灵的声音，想象着天空有阳光明媚、鸟语花香，在晴朗的天幕下铺一床夏日的凉席，听听小鸟的啾啾吵闹，闻闻青草甜美的气息，在树与风的呢喃中甜美地睡去，醒后依然鸟叫蝉鸣，依然风高天净。也许还会有潺潺的溪水声和林间骑着牛的牧童悠然的笛声。

小贴士

正确看待得失

正像心理学家艾利斯（Ellis）所认为的，人的情绪来自人对所遭遇的事情的信念、评价、解释或所持的态度观点，而非简单地来自事情本身的所谓好坏。而许多事情本身并没有好坏之分，比如，大多数人都认为吃亏是一件坏事，糊涂就更糟糕，但著名书法家郑板桥就写了“吃亏是福，难得糊涂”的书法条幅，与世人共勉，受到许多人的认同，很多人把这样的条幅挂在家里，提醒自己不要过于斤斤计较。可见，同样一件事情，有人认为它是好事，而有人认为它是坏事。而其中的关键就是认知在起作用，认知是人心理活动的“牛鼻子”，把认知这个“牛鼻子”拉正了，情绪和行为的困扰就会在很大程度上得到改善。

（张志群）

快乐
——父母送给孩子的最好礼物

孩子是父母理想的实现者吗

单身母亲李女士最近受到不良情绪困扰，寻求专业帮助，来到心理咨询室。王女士叹道，孩子很小时自己就与爱人离婚了，自己是一个人独自带大孩子的，很不容易，所以对孩子要求比较严格，但是孩子越来越不听话了，学习成绩直线下降。李女士年轻时爱好音乐，但因为家境原因放弃了学习钢琴的理想，她说，自己已经无所谓了，一定要让孩子赢在起跑线上，为自己“争气”。于是要求孩子从小练琴，小学时还勉强坚持每天一小时，但进入中学以后，孩子不再听妈妈的话，甚至彻底放弃钢琴了。学习也不再像原来那么用功，而是每天喜欢画漫画，还与妈妈顶嘴说自己以后就画漫画为生了。李女士感到非常生气，自己含辛茹苦地培养孩子，没想到会这样失败。说到这里，李女士伤心地哭了起来。

咨询师了解情况后，对李女士说“你认为孩子学钢琴就是有出息，画漫画就事不争气吗?”李女士委屈地说：“他不好好学习呀，成绩从前几名降到十几名。”“十几名不也是中上等的水平吗？也不错呀。”随后医生告诉李女士，孩子进入青春期后，自我意识越来越强，不会一味听妈妈的话，这是很自然的现象。而李女士的做法也有问题，她出于自己的生活经历和人生理想，把孩子作为实现自己未实现愿望的继承者。而且越是这样严格要求，就越是引起孩子的反感，最终引起逆反心理。咨询师告诉李女士，孩子不一定按照她的方式才叫成材，孩子作为独立的个体，其发展是多方面的，做父母的只要给他提供必要的机会，剩下的就看孩子自己的兴趣和努力的方向了，而不必把方向都规定好。

从这个小故事我们可以看到，母亲把孩子当成了实现自己未完成理想的继承者，让孩子必须学习好，必须练习钢琴等，要求过于绝对化了，这种情况在现实生活中也是屡见不鲜的，而这是我们心理学上典型的“非理性观念”的主要特征。所谓要求绝对化就是以自己的主观愿望为出发点，认为某一事件必定会发生或不会发生，常与“必须”、“应该”这类词联系在一起。然而客观事物的发展有其自身的规律，不可能依个人意志为转移。当某一事件的发生与绝对化要求相悖时，就难以接受，从而极易陷入情绪的困扰。本案例中的李女士就是犯了这个毛病。

那么做父母的对孩子能做什么呢？我们认为，给与他们享受快乐的能力和理由比什么样的礼物都珍贵！真正的快乐可以滋养孩子的心灵，让他对周围变化繁复的世界有足够的适应能力。对此，我们有以下对策可以帮助那些无措的父母和教育者。

1. 鼓励他们锻炼健康的体魄。

身体健康是快乐之源泉，身心健康的孩子对自己和周围的世界会有一种更加积极的理解方式。如果你能鼓励你的孩子去参与一种你们都喜爱的活动，实际上相当于给了他一张通往快乐车站的直达车票。冬天，你可以陪你的孩子在户外打场雪仗或者去滑雪；夏天，可以和他在公园里玩耍，带他一起去郊外远足……这

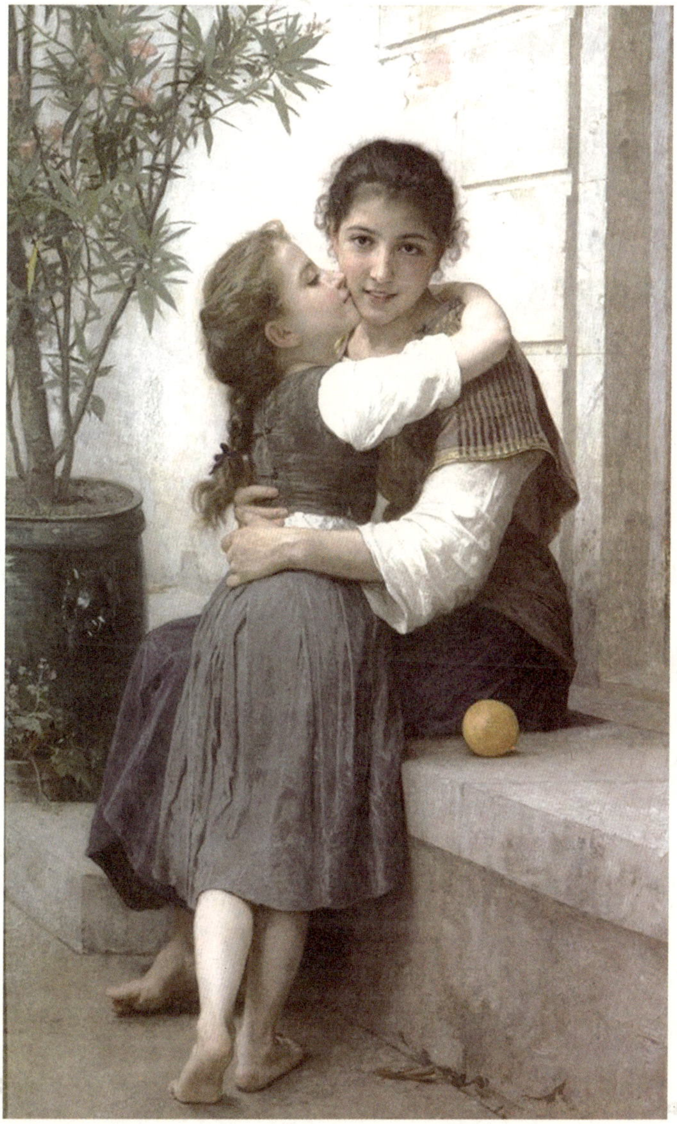

些活动不仅仅是为了增加孩子的体能和力量，更大的好处是让他有机会开心大笑。这些让孩子保持活跃状态的活动有助于减轻压力，让孩子们能用一种更加健康的方式呼吸。

2. 放学回来，给孩子一个拥抱。

不管发生了什么让你气愤的事情，或者你心情多么糟糕，不要对着孩子愁眉苦脸，就用一个微笑来代替吧。你的宝贝一定能从中间得到爱的信息。当然，加上一个拥抱，效果会更好。每天放学回来，给他一个拥抱，孩子从中感受到的安慰可能是你想象不到的。曾经有位心理学家有过这样一种有趣的说法：一个人每天至少需要 4 个拥抱才能生存，8 个拥抱可以让他生活得更好，而 16 个拥抱才能让他的生活继续发展。其实，所有这些微笑和拥抱不仅是送给孩子的，对父母们也会大有好处。既然这样，为什么不试试呢？

3. 放弃绝对化的完美理念。

父母的完美理念源于他们从幼年所受的教育，刻板的应试教育模式告诉我们，只有一条“对”的道路可以走，就像选择题只会有一个正确答案一样，我们都想成为那个“唯一正确”的一个，而由于种种原因没有达到，我们就寄希望于自己的孩子，希望他们能做到最好。但如果做父母的按照自己的模式去要求孩子这样那样，不顾孩子的心理感受，只会事与愿违，不仅自己的良好愿望落空，还会断送孩子追求幸福快乐的勇气。其实在人的一生中，没有什么对错好坏之分，幸福快乐才是比什么都重要的。

4. 给孩子一些发呆和闲逛的时间。

家长通常认为，孩子发呆、闲逛或者是看与考试无关的“闲书”都是很无聊和耽误时间的，此时很多父母会冲动地出来干预。其实，享受悠闲的时光是每一个人的权力，也是他们向前走的动力。在这个大人们都高喊减压的年代，小孩子也同样需要没有压力的空间，在各种训练班和课程之间得以喘息。给他们一些望着天空的云发呆的时间，这种你看来是无聊的活动其实是孩子的想象力充分活动的时间。让他们可以不受约束地去抓小昆虫，堆个样子奇怪的雪人或者是看蜘蛛结网，这些活动都将给你的孩子一个自己去探索世界和追求快乐的机会。因此，家长一定要克制自己，不要用各种各样的活动把孩子的时间填得太满。你也可以带动全家共同寻找快乐，比如陪孩子在院子里数数星星，你会发现生活的乐趣其实就在身边。

小贴士

父母能给孩子的礼物

对父母来说，能给孩子最好的礼物就是让他有感受快乐的能力，而不是像有些父母一样，为了迁就孩子而送一些物质上的东西，这些物质上的享受是暂时的，也是肤浅的。心理专家调查显示，真正能够感受快乐的孩子有许多共同的特点，如开朗乐观，有自制力，而且非常自信。因此，不要去商场给孩子买昂贵的礼物，而是把他带到大自然，让他听从自己内心的声音，感受真正的快乐。

孩子不是你的所有
给他爱和快乐
剩下的
无所求
记住
有一种爱
叫做放手

（张志群）

魔镜，魔镜，谁是全世界最幸福的人

绿色和灰色之间
隔着春天
请你告诉我
我和幸福之间
隔着
什么

打开尘封的记忆，还记得我们年幼时都读过白雪公主和七个小矮人的故事，那个著名的恶毒王后每天对着魔镜发问，“谁是世界上最美丽的女人?”当魔镜回答是白雪公主的时候，王后会嫉妒得发疯，然后去害她。当然，最后是正义战胜了邪恶，但今天我们从另一个角度想一想，这个王后虽然得到了一切，美貌、权势、爱情，但她仍然不满意，她活得也并不幸福，每天在嫉妒中享受着自己的权力带来的那么一点点快感。这种阴暗的心理不仅损害了他人的利益，更重要的是，嫉妒别人的人也是不会幸福和快乐的。

可以说那个恶毒的王后并不明智，我们其实毋需对着魔镜发问谁是世界上最漂亮的女人，只需要问我们心中的“魔镜”——“谁是世界上最幸福的人?”有一句谚语：“知道自己幸福的人才是最幸福的人；不知道自己幸福的人就是最不幸的人。”

我们经常看到国外的影视明星自杀的例子，大家甚为不解，影视明星是时代的宠儿，又有钱，又漂亮，得到大众的广泛关注，那么，她（他）们为什么会自杀呢?仔细分析后发现，不少人尤其是所谓的精英人士，陷入了世俗功利的“精英”围城而不能自拔，总想让别人高看自己一眼，让别人觉得自己有地位、有身份、有权力、有金钱。越是在意别人的看法，越是活得太累。要求别人或社会认可的心理需求过分强烈，则会造成精

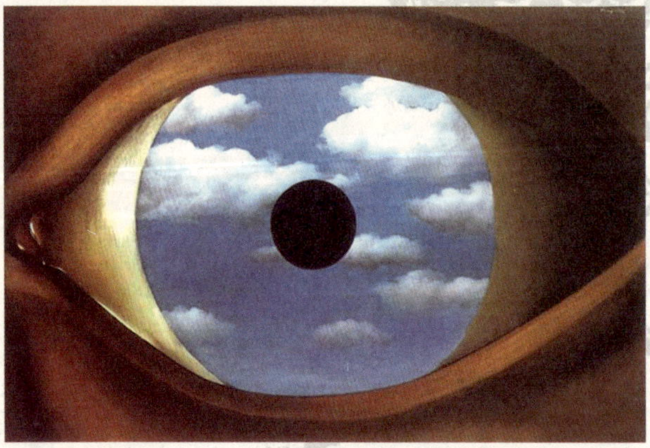

雷尼·马格里特《错误的镜子》（1928 年）

神的沉重负担和心灵的扭曲。这些影星就是“不知道自己幸福的人”，她们的人生是悲哀的。

因此，我们也许不如那些影视明星美丽和富有，但是自问心中的魔镜，我们也许比他们更幸福，这就是我们经常说的——输什么也不能输了心情。早在上世纪中期，美国著名心理学家提出，人们感觉幸福的时间已经大大地缩短了，从以往的每天平均1/3的时间，缩短为只有1/5的时间。到了20世纪90年代，人们每天感觉幸福的时间越来越少，平均达不到每天的1/9时间。为什么出现这种情况呢？因为人们追求的目标永远没有止境，被经济社会的浪潮一再拔高，使人们对金钱和财富比以往更加贪婪，更加不满足。而这种过高的要求一旦不能实现，心情就会变得很糟、很坏；而即使获得了很多金钱，有些人仍然不能感到幸福，甚至整天生活在不愉快之中。这是为什么呢？因为一个经常被人们忽视的真理——钱买不到幸福，这是这个世界除了死亡之外最公平，也是唯一公平的事情。对于有些用不正当方式获取金钱的人，他可以贪污受贿，可以贪赃枉法，也可以贪恋功名，但有一样东西，他无论如何也贪不到：那就是幸福。无论你是男人还是女人，无论你是老人还是儿童，无论你是富贵还是贫贱，每个人面前都有各自通往幸福的道路，但这条路只能靠你自己去寻找。一个已经得到幸福的人，他就是手把手牵着你，也不可能把你牵到幸福的花园里去。幸福是一种心理感觉，是一种生存状态，是一种人生境界。著名的大作家罗曼·罗兰说过一句格言——所谓内心的幸福快乐，是一个人过着健全、正常、和谐的生活所感到的快乐。

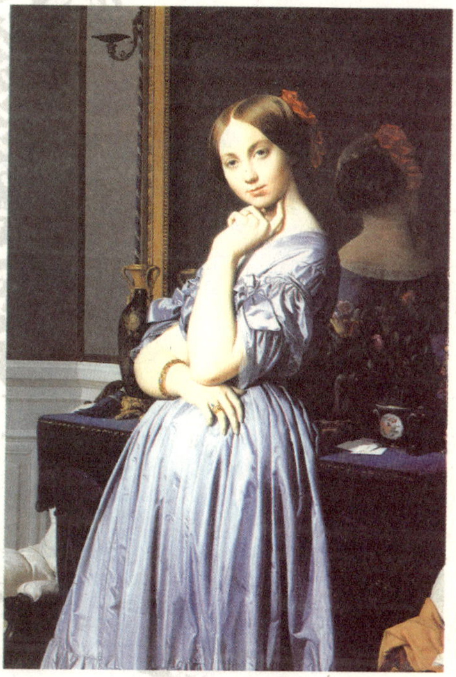
霍松维斯《女伯爵》

既然财富不能换来幸福感，那么我们就不必把这些身外之物看得如此之重。因此，放松自己的心情，适度地降低你对生活的期望值，你就会更加幸福和快乐——在工作中你不必是工资最高的那个人；老婆不必是最漂亮的；孩子也不必总考第一名；房子也不必买最大的；这样想一想，你会豁然开朗，许多郁闷都迎刃而解了，你也就变得更加快乐了。在每天的工作中，你可以有意识地留出一段感受幸福的时间，想想美好的事情，体验满足的心境。

你也许会说，问题是使人幸福的事物往往不在身边，而令你烦躁、不安的事物却往往挥之不去。不能与自己喜欢的人在一起，不能做自己喜欢的事情，是许多人不幸福的根本原因，因为你没有幸福的来源。

那么如何找到我们心中的幸福感呢？找到幸福感的好办法：

（1）请你把生活中的令你不幸福的事件罗列出来。你一旦写出来以后，就会发现，只要你“各个击破”，这些所谓的不幸福事件，便可以逐渐化解，一般情况下，搞清什么原因使你不快更加重要，因为有时候你会发现，今天令你不幸福的原因竟然是穿了一双不合脚的鞋子，那么这太好解决了，换掉它或者干脆扔掉它，因为幸福感是多少钱也买不到的。

（2）把节奏放慢。有时候你是因为没有时间感受幸福，就像爬山的人，路过一山的好景色却无缘欣赏，太可惜了，如果没有非常要紧的事情，请你暂时放缓你的脚步，欣赏一下沿途的风光吧，要知道，今天的风光，一生中只有一次啊。因此，不论你多忙，都确保你每天有放松时间，放慢生活节奏，把无所事事的时间也安排在日程表中。比如可以在夜深人静时，让自己的心彻底静下来，不去掩饰，也不去逃避，悄悄地讲些只给自己听的话，然后酣然入梦。

（3）通过想象，使心情来个短期“旅游”。如果压力太大，你可以留出时间想象一下美好的场景，例如，“蓝天白云下，我坐在绿茵草地上”或者“我正在海边的沙滩上，听着海浪的澎湃声”等，在短时间内使自己达到放松、休息、恢复精力，让自己得到精神小憩，你会觉得安详、宁静与幸福。

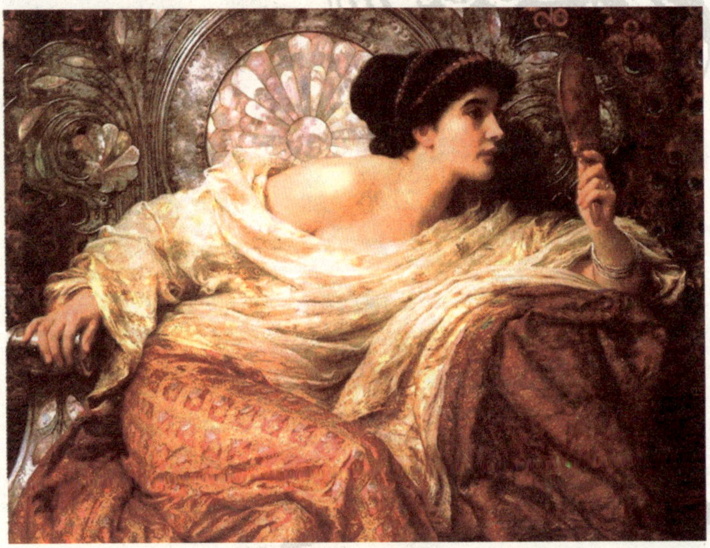

西方人物油画

（4）对人对己都宽容会增加幸福感。与人为善，千万别怀恨在心。记住这世上没有完美，甚至缺少公正。自己努力了，能好最好，好不了也不是自己的错，淡泊为怀，知足常乐。

（5）不妨给久未联系的亲友写封

信。你可以在信中吐露一下自己的感受，同时也能让对方在收信时得到意外的惊喜。

（6）心情不好时，暂时停下工作，请睁大眼睛眺望远方，看看天边会有什么奇特景象。如果没有什么景象，至少可以保护视力。

小贴士

什么是幸福

有一首著名的歌曲中唱道“幸福在哪里，朋友你告诉我”，可见，我们许多人都在寻找幸福，可是越是急切地寻找就越是寻无踪迹，那么什么是幸福呢？健康是福，平安是福，金榜题名是福，儿孙绕膝也是福。幸福是不分男女老幼和高低贵贱的。操劳一天的贫穷夫妻围坐火炉旁，分吃一块饼，你谦我让、相视一笑是福；在沙漠中旅行的人在口渴难耐时忽见一口清泉，掬水入口，使凉爽溢满肺腑也是福。侍奉堂上双亲，为父母端水敬茶、嘘寒问暖，“子至孝而亲长寿”，可谓是父母之福；妻子勤俭持家、相夫教子，“红袖添香”，可谓是丈夫之福；相约知心好友，烹茶煮酒、长谈彻夜，可谓朋友之福。其实，幸福原本是很简单的，它其实就是一种主观的感受。也就是说，幸福来源于一颗能够感受幸福的心。生活本来平淡如水，放盐它会咸，放糖它能甜，想品尝什么味道全靠自己去调适。所以，我们要学会营造幸福的心境，学会用一颗豁达大度的心去体味人生，学会用一种恬淡从容的心情去对待生活，努力做到得之泰然、失之坦然。幸福不是得到的多，而是计较的少。幸福是对快乐往事的回忆，是内心的满足。幸福就在我们每个人的心中，只要你善于体会，就能感受到它的存在，如果你忽视它，它就会悄悄溜走。

（张志群）

拿得起，放得下

你放下了吗？

小和尚和师傅下山去化斋，路上遇到个女子被河水困住，不能过河，在女子的请求下，小和尚背上女子，趟水过了河。走出了很远，老和尚终于憋不住了，说："出家人不近女色，你怎么能背上她过河呢？"小和尚一听，想了一下，说："对，我背着女子过了河，但我到河对岸就放下了，可是师傅您，走出了这么远还背着呢。"师傅大惭。

有一句格言说道，如果你不给自己烦恼，别人也永远不可能给你烦恼。你烦恼只是因为你自己的内心，因为你放不下。

我们常说一个人要"拿得起，放得下"，而在付诸行动时，"拿得起"容易，"放得下"难。所谓"放得下"是指人的心理状态，就像这个小和尚一

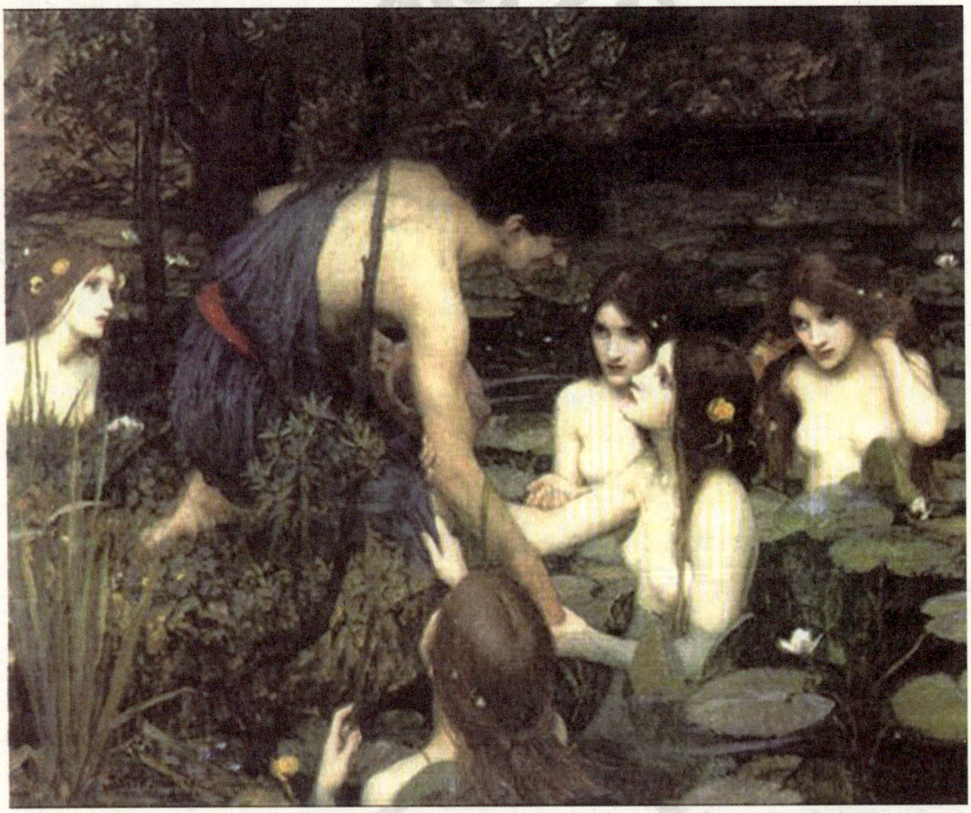

《西拉斯与林芙》，西拉斯是古希腊神话中赫刺克勒斯的朋友和侍从，随赫刺克勒斯参加远征，在路上，他到泉边饮水，被泉水女神迷惑。画中表现了七位仙女从水中探出身来，其中一位还去拉他的手。

样，虽然他背了女子过河，但很快就放下了，而老和尚却一直把这件事情放在心上。

人生中有许多类似的情景，有的人拿得起，放不下，而有的人就放下了。有位心理学家作了一个形象的比喻，他说在生活中有的人对待外界事件像奥运会上的选手一样，虽然杠铃很沉重，但他举起来，又放下了，这叫做“举重”；而另外一些人，虽然负荷也许没有那么重，但他们举起来，就一直放不下，一直举着，这叫做“负重”。其实真正伤害到人身心健康的恰恰就是后者。

我们生活在现实社会中，难免总会有各种各样的压力和“重量”，应该说，挑战与机遇并存，竞争与压力同在。但这也不能说是坏事，从人的心理健康角度看，必要而适度的紧张和压力是有益无害的。如果一个人整天无所事事，只知吃喝玩乐，这样的人于社会无益，对自己的身心健康也不利。但关键是“适度”的问题，也就是有了压力，你可以举起来，只要适时地放下就不会对自己的心理健康形成威胁。所以，能做到放下是非常重要的。

如何做到“放下”呢？

1. 放下“利”的诱惑。

在当代社会，有人质疑，为什么中国人越来越有钱了，但却越来越不幸福了呢。过去大家住大杂院，吃着馒头咸菜，反而快乐单纯；现在住着单元楼、大房子，吃着鸡鸭鱼肉，却得了心脏病，甚至抑郁症，为什么会有这种悖反？难道真的都是钱惹的祸吗？我们分析一下，当代社会是商业社会，而幸福的得失与商业逻辑格格不入。即人们常说的，钱买不来幸福。不可唯利是图，锱铢必较，耿耿于怀。一个“利”字，变成悬在无数人头上的一把利刃。许多人在路上奔忙，他们赚来了很多钱，却失去了幸福快乐的资本。

前一阵，笔者看到一篇采访一位成功人士的报道，他说到，自己虽然成功了，却享受不到快乐，因为他付出了睡眠的代价，他说自己家很大，有很多卧室，但他每天一到睡觉的时候就恐惧睡不着，于是每天晚上要换五六个卧室，一个房间睡不着就另换一个，如果在早上8点之前能睡着就算幸运，身体状况也每况愈下。听了这个“辛酸”的成功经历后，我忽然发现，做一个普通人也很好的，虽然没有那么幸运，但是，只要你稍稍放下自己的所谓虚荣心，那么你一样完全可以比成功人士过得更幸福。因为本来，你这么累，所赚来的钱只有很少一部分用来生存，大部分是我们其实并不需要的。那么你算过没有，我们生存所需要的成本到底是多少呢？

小贴士

生存的成本

老李是一位成功的商人，没日没夜地赚钱，付出的代价是牺牲了健康。就在两年前，他患上了严重的疾病，不得不放下生意。医生建议他去爬山。他把市中心的豪宅卖了，在山里买了一套农民房，每天爬山。他坚持了下来，现在各项健康指标正不断恢复。而且经过这两年的世外桃源一般的生活，他发现以前看似为生存成本付出的努力其实绝大部分付给了虚荣心的满足。比如现在他在小院子里种菜养鸡，每个月维持生存的成本就是几百元，而放到以前一个月开销需要上万元呢。他也已经卖掉了豪车，因为步行现在对他来说，也是一种健身。更重要的是，他从爬山中感受到了单纯的乐趣，心情不像以往那么烦躁和焦虑了。身心双方面都更加健康。

有人说，“前半生是用命换钱，后半生是用钱换命”，其实这是个荒唐的逻辑，因为钱是换不来命的。如果钱是用命换来的话，那么我还要钱干什么呢？所以，对于“利”，能放下的就放下吧。

2. 放下“名”的重压。

有些人对于名特别重视，平时争强好胜，患得患失，甚至爱名如命。尽管满腹经纶，却累死在名下，真是“人生识字糊涂始”。倘能放得下，便是超脱的“放”。就像那个小故事说的，乌龟在泥地里快乐地打滚，一位士大夫要用它的壳去写文字陈列在博物馆里，乌龟听了不答应，士大夫说，那样你就会“名垂青史”了啊。乌龟说，我不要那个“名垂青史”，我宁愿快乐地在我的泥地里打滚。请问，你是想做快乐的乌龟呢，还是想做名垂青史的甲骨文呢？

3. 放下情的困扰。

“问世间情为何物，直教人生死相许”，多少人为情所困，难以自拔。正像一句谚语所说的“世界上难以自拔的除了牙齿，还有爱情。”说不清、道不明的莫过于一个“情”字。一些人陷入情感纠葛，心理失控，剪不断，理还乱，终日苦不堪言。

那么，有人会问，如果放下名、利、情，我们就什么都不用做了吗？不是的。能够放下名、利、情的困扰所获得的幸福不是什么都不做，恰恰相反，我们必须时刻在幸福的行动中，而不是在幸福的观念中。投入地、执著地做你喜欢做的事和必须做的事，而不去贪图做这些事的附加值，你就会从事物本身中看到幸福的身影。幸福并不是那天上的月亮，可望而不可即，幸福是从天上撒下来的月光，是那样一种淡淡的清辉，它让你在安静中感受爱与美，感受生命的律动，感受时间的瞬间与永恒；然而，这种感受，不经过白天的喧嚣与历练是得不到的。

小贴士

放下与快乐

有人说之所以人都是两手抓紧来到这个世界上的，而又双手空空而去，就象征着人的情感总是希望有所得，以为拥有的东西越多，自己就会越快乐。所以，这一人之常情就迫使我们沿着追寻获取的路走下去。可是，有一天，我们忽然惊觉：我们的焦虑、困惑、无奈、一切不快乐，都和我们的要求过多，不能放下有关系。或者用佛教用语来说，就是太执著了，不知不觉，我们已经对拥有的东西没有感觉，却还要紧紧地握在手中，而对失去的东西耿耿于怀。不如放下吧，再回头看看，其实你也并没失去什么。

最后，用一句格言来与你共勉：

人生最大的快乐不在于占有什么，而在于追求什么的过程。——本生

（张志群）

笑一笑，十年少

——谈情绪的宣泄

父亲的要求

儿子马上就要去外地上大学，开始独立生活了；父亲拍着他的肩膀，鼓励了几句，儿子说，“爸爸，您对于我的学习和生活有什么要求吗?”父亲想了想，说：“我对你没有太高的要求，如果有的话，只有三条，总结起来就是——吃得香，睡得甜，笑得开心。”儿子哈哈大笑，颇不以为然，“爸爸，您是在和我开玩笑吗？我是要去名牌大学实现我的理想啊！就这么简单的要求吗?”父亲说，“正因为你是去开创自己的理想，我才会提醒你这几条啊！”儿子还是觉得这些都太浅显了，太容易了，不能称为要求。但过了很多年，随着儿子的成长，他终于实现了自己的很多理想，但他逐渐发现，在成人世界里，要做到这三条真的很难，所以，为了达到父亲的要求，他每天让自己开心地笑出来，顿时觉得神清气爽。多年后他终于明白父亲对自己的良苦用心。

俗话说：“笑一笑，十年少；愁一愁，白了头”，“生气催人老，笑笑变年少”，“笑口常开，青春常在”，“笑对人生”，“笑比哭好”。印度大诗人泰戈尔说过，如果因错过太阳而流了泪，那么你又要错过群星了。健康长寿的关键是笑对人生，笑是人们身心健康的诀窍。

另外，笑也是情绪的一种宣泄方法，笑能使人从紧张状态中得到放松。德国科伦大学的乌伦克鲁教授说，一个病人开心地笑 1 分钟，相当于进行了 45 分钟的松弛锻炼，这就是精神放松法。

因此说笑有益于人的身心健康，延年益寿。笑能增强肺功能，清洁呼吸道；增强心脑血管功能，促进血液循环；使肌肉放松，消除紧张疲劳；抒发健康感情，驱散愁闷、烦恼，增加食欲，增进睡眠，克服羞怯情绪，乐观对待客观现实等。我们不妨让自己开心地笑出来！

众所周知，情绪与健康的关系非常重要。我国最早的医学典籍《黄帝内经》中就已论及情绪对疾病和健康的影响，指出“怒伤肝、喜伤心、思伤脾”等。在西方，美国学者胡夫兰德在《人生延寿法》中说：“一切对人不利的影响中，最能使人短命夭亡的就要算不好的情绪和恶劣的心境了，如忧虑、颓废、惧怕、贪求、怯懦等……”

在日常生活中，不可避免地，我们会受到很多压力，会产生很多不良情绪，只有及时地宣泄不良情绪，才能使我们保持健康的心理和情绪状态，促进身心健康。那么，我们可以通过哪些途径进行情绪的宣泄呢？

（1）向亲朋好友倾诉。有调查表明：有好多朋友的人，其寿命比没有朋友的人要长20年。情绪不好时与朋友倾诉、交心对个人的身心健康是非常重要的。所以当我们遇到不顺心的事情时，不要独自承受，应当多和信得过的亲朋好友交流谈心。

（2）运动宣泄法。生命在于运动，情绪的调节也在于运动。适当的体育运动或锻炼，可以有效起到调节不良情绪、改善和消除心理障碍的益处；适宜的有氧运动可增强运动者的自信心，有助调节情绪。此外，有氧运动锻炼（如韵律

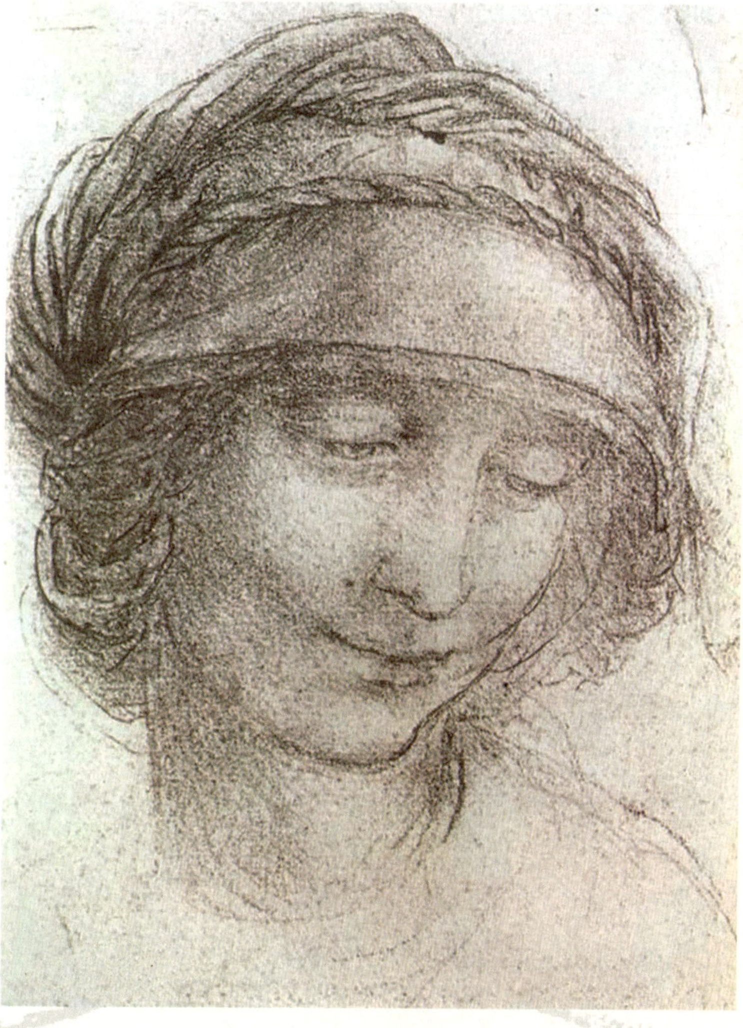

达·芬奇作品

操、水上运动、打网球等）可使人体内释放一种“欣快”的物质——内啡呔素，该物质可使人情绪高涨、精神振奋、心情舒畅，这对缓解和消除不良心理所带来的情绪反应颇有裨益。

运动有很多种。像众所周知的散步、打太极拳、做体操、慢跑、游泳等都是较好的项目。您可以选择其中一种运动方式，做上半小时至1小时，它将给您带来意想不到的神奇效果。

（3）攻击性冲动的安全释放。心理压抑大都伴有未表现出来的“攻击性能量”。这对人的身心健康影响很大。因此安全地表达与释放出“攻击性能量”对人的身心健康是十分有益的。如何安全地释放出“攻击性能量”呢？我们可以在宣泄室里猛烈地打、骂橡皮人玩偶，也可以在森林里、空旷无人之处、海边等场所大声地喊叫或大唱。在这些场所中宣泄，既能起到宣泄情绪的作用，同时又比较安全，不会引起不必要的麻烦。

（4）用想象放松心情。当我们心中烦闷的时候，可以找个安静的场所，坐下或躺下，全身放松、而带微笑、轻轻地闭上眼睛，然后自上而下各个部位地放松身体。待全身放松后再想象一下自己心中烦闷的原因以及事情如果向好的方向发展会是什么样子。通过变换想象与放松，也许你就会在瞬间豁然开朗，使积存已久的不良情绪消失了。

（5）哭出眼泪。俗话说“笑比哭好”，但是当你笑不出来的时候，哭也是一个不错的选择，哭是人类宣泄不良情绪的本能行为。有研究表明，女性之所以比男性长寿，除了女性身材矮小、代谢消耗低和生活工作环境相对安全以外，主要的原因是女性喜欢倾诉与哭泣。

（6）多参加娱乐活动。参加娱乐活动也是宣泄不良情绪的好方法。如参加舞会、唱卡拉OK、外出旅游、看电影、下棋等，都可以使我们的不良情绪得到宣泄。尤其是高声唱歌，对排除心理紧张和消极情绪非常有效。另外还可以怡情养性地阅读文艺书刊、挥毫泼墨、去河边垂钓、观赏花鸟鱼虫等，可以间接地舒缓人们压抑的情绪，疏解人们心中的郁闷之气，从而减轻人们心灵深处的负担。

需要注意，我们在宣泄不良情绪的时候，不要给自己和他人造成伤害，这是一个原则。这里需提醒大家的是，心理宣泄虽然有积极的作用，但是，我们所说的“宣泄”并不是指纵情发泄，不能把宣泄误解为“想说就说，想做就做”或“想打就打，想骂就骂”的“尽情发泄”。因为这种只顾一时痛快的宣泄虽然使我们一时解气，但却可能导致更加糟糕的后果。最后让我们以一句格言共勉：

同样的瓶子，你为什么要装毒药呢？同样的心理，你为什么要充满着烦恼呢？

愿我们用心灵的瓶子都装满香甜的甘露，在需要的时候洒向自己，洒向他人。

小辞典

什么是情绪的宣泄

利用或创设某种情境，将心中被压抑的矛盾冲突、精神创伤和悲痛情绪疏泄倾诉出来，以减轻或消除其心理压力，避免引起精神崩溃，达到更好地适应社会环境的方法。研究发现，凡是能够正确对待各种紧张刺激，善于自我疏泄不良情绪的人，大多数都能保持心身健康，较少生病。反之，过分积郁思虑、自我压抑的人，很容易心理失常。易患心理障碍和心理疾病。一个在情绪上受到过多限制的人，个性通常不够开朗，而且可能产生不合作、不合群的行为，这自然会使他在社会适应和人际关系方面大受影响。但是宣泄也要注意方法，讲究适度宣泄，合理出口，如果不管三七二十一乱出气一通，就不叫宣泄，而叫发泄了。

（张志群）

半满与半空

——乐观者与悲观者的区别

生活的快乐与否，完全取决于你对人、事、物的看法如何。因为生活是由思想造成的。有了快乐的思想和行为，你就能感到快乐。

——戴尔·卡耐基

小测试

你是半满主义者还是半空主义者

如果放在你面前的是半杯水，你是认为这是半满呢，还是认为这是半空呢？对这个经典问题的回答将折射出你在乐观与悲观维度上的取向。在生活中，我们经常会遇到类似的情境，同样的半杯水，乐观的人会庆幸还有半杯水，而悲观的人会悲叹只剩下半杯水。因此，有人给他们归了类，前者叫做半满主义者，后者叫做半空主义者，以此来象征不同的人生观和生活态度。

当然，对于每个人来说，在一生的不同时刻，有时会乐观，有时会悲观。但对于不同的人而言，其持有的乐观或悲观态度是较为稳定的。由此，我们可以区分出两类不同的人群：一类是经常地把生活这杯酒看作是半满的乐观主义者；另一类是经常把生活这杯酒看作是半空的悲观主义者。两者像是透过不同的眼镜看世界，同样的这个世界在他们的眼中也变得不同了。

众所周知，精神健康能够影响机体健康。并且人的某种特性，例如乐观主义或悲观主义也能影响你生命的长度和生活的质量。人们发现那些健康长寿者大多是乐观主义者。

研究也证实了乐观与情绪健康的关联。在面对相同的事件时，乐观者一般有着更为积极的想法，而悲观者则一般有着更为消极的想法。他们同时也使用着不同的方式迎接生活中的挑战或者机遇。因此，面对同样的情境时，两者会有不同的情绪体验。比如在面临未知事件时，乐观者会相信自己做得很好，更可能表现良好并自我感觉良好。同样，当遇到具体问题时，相信自己会战胜困难的人比相信困难会战胜自己的人更容易表现出色且感觉良好。

另外有研究者考察了面临逆境或者压力事件时乐观者和悲观者的反应。这些研究发现了乐观主义者和悲观主义者在应对逆境的方式上有一些相当明确的差异。比如，乐观主义者比悲观主义者更少的体验焦虑和抑郁。在众多的情境中，乐观主义者对逆境的应对要比悲观主义者好，乐观的态度比悲观的态度更可能带来快乐和成功。那么谁不喜欢得到快乐和成功呢？因此，我们有必要来看一下，乐观和悲观是如何形成的。

其实无论是乐观还是悲观，这都是看待事物的态度。事物是一样的，只是由于你看待它的角度不同，认知它的方式不同，它在你眼中就会呈现出不一样的色彩和意义。

大多的悲观主义者是由于思维中充斥着很多非理性的思维。

要求绝对化和过分概括化是非理性观念的主要特征。

所谓要求绝对化就是以自己的主观愿望为出发点，认为某一事件必定会发生或不会发生，常与“必须”、“应该”这类词联系在一起。然而客观事物的发展有其自身的规律，不可能依个人意志为转移。当某一事件的发生与绝对化要求相悖时，就难以接受，从而极易陷入情绪的困扰。过分概括化也是非理性观念的特

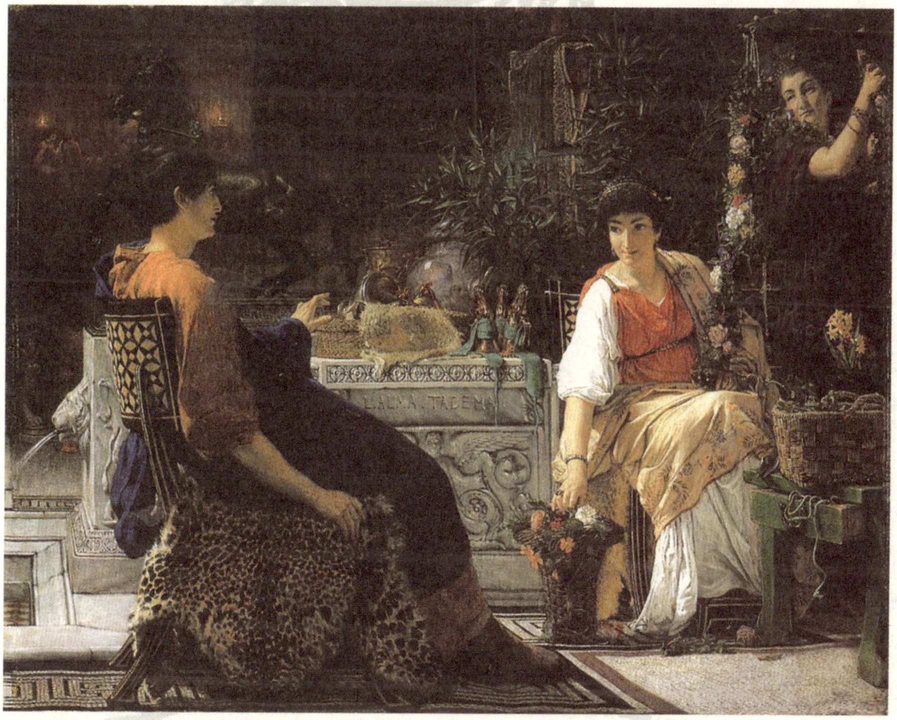

劳伦斯·阿尔玛《塔德玛古典与唯美》油画

征，即以事件的某一方面或某一现象来片面地评价事件的全部或本质。表现在对自己或别人不合理的评价时，是以某一件或几件事来评价自身或他人的整体价值。其结果或者是导致对自身感到“毫无价值”、“一钱不值”、自责自罪、自卑自弃，从而产生焦虑和抑郁等情绪；或者完全否定他人，一味认为都是别人的过错，从而产生敌意和愤怒等负面情绪。这种情况听起来极端，其实生活中这种例子比比皆是。例如，成绩差的学生往往被定义为坏学生，老师和家长很少能发现他身上的闪光点等，也就是一坏百坏、一好百好的心理。一些精明的生意人很善于抓住人们这种心理，商品的包装越来越精美，因为人们自然而然地认为包装好质量肯定就好。电视上曾报道过有些所谓中外合资的名贵药剂和几角钱一袋的简装药剂成分完全一样。

下面是一些我们经常在生活中遇到的例子，大家想过没有，我们完全可以换一种想法，而随着你看问题的角度不同，你的心情也会不一样了。

换一种想法

不合理观念——合理观念

我无法接受被人轻视——我希望被别人喜欢

我必须要考个好成绩——我希望考个好成绩

我应该比别人做得好——我力争做得好

我的英语彻底失败了——我这次英语考试失利

失恋让我无法忍受——失恋让我感到痛苦

大家总是对我有成见——几个人对我有成见

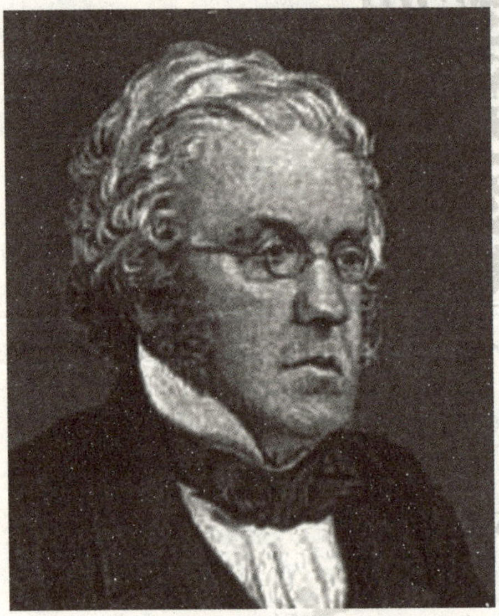

英国作家萨克雷画像

所以，如何在不利的事件中看到有利的一面，在消极的环境中看到积极的因素，在茫茫的黑夜里看到希望的曙光，在凄风苦雨中看到美丽的彩虹，这是一种处世哲学，也是生活中的大智慧。只有这样以理性的认知看待事物，我们才能有理性的情绪。

英国作家萨克雷说：“生活就是一面镜子，你笑，它也笑；你哭，它也哭。”一个人因为发生的事情所受到的伤害，远不如他对这个事情的看法更严重。所以，如果改变不了事情，就改变对这个事情的态度。态度变了，事情就变了，好运就会悄悄地来临，心情自然也会快乐起来。在遇到挫折时，正像一句格言所说的：每一种创伤，都是一种成熟。

小辞典

艾利斯的 ABC 理论

著名心理学家艾利斯的理论观点可以概括为 ABC 理论：A 代表外界的诱发事件（activating events）；B 代表信念（beliefs），是指人对 A 的信念、认知、评价或看法；C 代表结果，即抑郁、焦虑等情绪症状（consequences）。艾利斯认为并非诱发事件 A 直接引起症状 C，A 与 C 之间还有中介因素在起作用，这个中介因素是人对 A 的信念、认知、评价或看法，即是信念 B。

艾利斯认为人极少能够纯粹客观地知觉经验 A，总是带着或根据大量的已有信念、期待、价值观、意愿、欲求、动机、偏好等来评价事件 A。因此，对 A 的经验总是主观的、因人而异的，同样的 A 在不同的人会引起不同的 C，主要是因为他们的信念有着千差万别，即 B 不同。换言之，事件本身的刺激情境并非是引起情绪反应的直接原因。个人对刺激情境及事件的认知解释和评价才是引起情绪反应的直接原因。

后来艾利斯在 ABC 理论中又加入了 D、E，其中 D 代表治疗或辩论（disputing），通过 D 来影响 B，认识偏差纠正了，情绪和行为困扰就会在很大程度上解除或减轻，最后达到 E 效果（effects），负性情绪得到纠正。因此这个理论又称 ABCDE 理论。

（张志群）

冲动的惩罚

——如何调节愤怒情绪

愤怒以愚蠢开始，以后悔告终。——毕达哥拉斯

案例1. 老王是典型的脾气暴躁者，从年轻时就很爱发火，现在步入更年期，自己又有高血压病，以至于他的家人朋友都不敢激惹他。一次，在单位，他发现自己的笔记本电脑被人动过了，因为其中很重要的一个文案丢失了。他与邻桌小李素来不和，最近又存在竞争，因此，高度怀疑是他做了手脚。老王越想越愤怒，等小李来的时候，老王积攒的怒气向着小李发泄，大喊大叫起来。小李还在摸不着头脑时，老王忽然被自己的愤怒击倒了，送到医院诊断为情绪激动所致的脑血管破裂。小李主动来探望，并告诉他，自己并没有动他的电脑，而是因为电脑病毒的作用使文件丢失了，并送来了新版的杀毒软件。老王追悔莫及，但身体上的病痛只有自己去承受。

案例2. 英国著名生理学家亨特性情暴躁，他曾预言自己将死在惹他动怒的人手中，后来果真在一次医学辩论会中，因勃然大怒，心脏病猝发死亡。

可见，负性情绪是我们需要控制的。可是，在生活中，有些人会很情绪化，经常容易被激怒，或者暴跳如雷，或者情绪失控。他们这样既影响工作，又伤害感情和身体健康。如何学会控制情绪，是我们每个人在成长中都要学会的功课。

那么让我们先来看看哪些人容易发怒。研究发现，有三类人容易发怒。

一是神经敏感的人，他们的神经太脆弱，一点小事就足以刺激他们；

二是认为自己受到轻蔑的人，被人轻蔑会激起怒气，其效果胜于其他伤害；

三是认为自己名誉受到伤害的人，也容易被激怒。

这三类人在遇到外界刺激事件时最容易发怒。从本文开端的小案例可以看出，冲动的情绪是最无力的情绪，也是最具破坏性的情绪。许多人都会在情绪冲动时做出使自己后悔不已的事情来，因此，应该采取一些积极有效的措施来控制自己冲动的情绪。这就需要调动理智来控制自己的情绪，使自己冷静下来。例如在遇到较强的情绪刺激时应强迫自己冷静下来，迅速分析一下事情的前因后果，再采取表达情绪或消除冲动的“缓兵之计”，尽量使自己不陷入冲动鲁莽、简单轻率的被动局面。在工作场合，当你被别人无聊地讽刺、嘲笑时，如果你顿显暴怒，反唇相讥，则很可能引起双方争执不下，怒火越烧越旺，反而于事无补。但

如果此时你能提醒自己冷静一下，采取理智的对策，如用沉默为武器以示抗议，或只用寥寥数语正面表达自己受到伤害，指责对方无聊，对方反而会感到尴尬。

可见，在遇到挫折情境时，我们完全可以用其他的方式去解决问题，而不是发怒，以下是心理学家的一些具体建议可以化解你的愤怒情绪。

当你决定采取行动解决愤怒时：

（1）首先要用言语表达出你目前对这个问题的关注和担心，然后直接地陈述你的感觉，使用恰当的非言语线索。

（2）解决问题时要就事论事，避免将其泛化到你和他的整个关系中。

（3）解决愤怒时，要以解决问题为目标，而不是片面地追求“胜利”。尽量在当时就同步地表达和解决这个问题，尽量不要在几个小时、几天之后，还在为它烦恼。如果没有做到，那么之后可以安排一个特定时间再来解决，等自己怒气平息一些之后可能会更加理性。

那么如果到了自己想要发怒的边缘，又如何平息自己的怒气，让自己平静下来呢？

下面是一些制怒的小对策，供大家参考。

（1）立即转移冲动法。想发怒时可用力敲打物体或者劈柴。如果有发泄室，可到发泄室宣泄一通。日本有些企业在发泄室里排放着老板人像模型专供职工泄怒之用。如果没有就摔摔东西也未尝不可。只要不伤害别人，不损坏公物，可以把自家的废旧物品等不值钱的东西摔一摔。

（2）推迟动怒的时间。当遇到不愉快的人或事将动怒时，先推迟 5 分钟，然后再发怒。下一次再推迟 10 分钟，然后不断延长发怒的时间，从中便会发现利用推迟时间动怒，无形中学会了自我控制，而后再节制发怒便容易得多，最终减少这种负性情绪。

（3）转移注意力：当正在气头上而将咆哮大怒时，不妨动手打扫和整理一下环境。诸如整理书籍、相册、清理抽屉和衣柜等，以此减弱对发怒的注意力。或者想发怒时到公园、河畔、湖边或宁静的地方散散步，或者寻觅一个自己从来没有到过的地方，漫步欣赏一下沿途新鲜美好的景物。你可能过

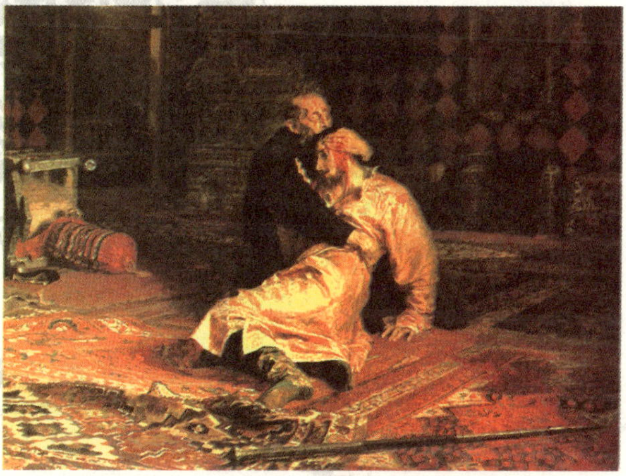

伊里亚·叶菲莫维奇·列宾《伊凡雷帝杀子》

一会就忘了自己为什么发怒了。

(4) 换位思考，消除对他人的奢望：使自己恼火的事情，并非全是他人之过，设身处地的站在他人的位置上，客观地想一想，也许真理在对方一边，过失在自己一方，冷静地反思一下，情绪会更加稳定。另外，要消除对他人的奢望，办任何事情都不会一帆风顺，因此，不要把希望全寄予他人，消除这种奢望心理，遇到麻烦的人或事，你便觉得很自然，因而也不会动怒。

(5) 照照镜子或者让朋友监督你的行为：发怒时，可以看看镜子中自己的形象，看到那个横眉立目的人很丑，自己甚至也会吓一跳，可以起到反思的作用。日常生活中也可以让朋友们作为你动怒时的监督人，当你接到信号之后，愤怒的激情就会因受到干扰而减弱。

(6) 发泄能量法：一些运动如跑步、打球、投掷等，通过运动将愤怒积蓄的能量释放出来，以缓解愤怒的情绪。

小贴士

情绪的作用

情绪是人受到情景刺激时，经过是否符合自己需要的判断后，而产生的行为变化、生理变化和对事物态度的主观体验。

从医学上来讲，情绪可分为两大类：一类是利于身心健康的愉快情绪，如希望、欢乐、恬静、愉悦等；另一类是有损于身心健康的不愉快情绪，如焦虑、愤怒、紧张等。心理学上将后者称为负性情绪，如负性情绪超过人体生理活动所能调节的范围，就有引起疾病的可能。经常出现负性情绪的人，体内的交感神经处于亢奋状态，会释放出大量活性物质，如人发怒时，精神过度紧张可放出大量肾上腺素。这些物质使人的代谢旺盛，心肌耗氧量增加，心脏负担加重，冠状动脉痉挛，于是便会引起心肌的缺血、缺氧，从而导致心律不齐、心绞痛、心肌梗塞等心脑血管疾患。

据统计，时常愤怒的人的平均寿命会比普通人短10～20年。若想长命百岁，便要先学会控制及处理自己的愤怒情绪，而不要让愤怒情绪控制你。

（张志群）

专注使痛苦远去

执着的画家

从前，有一位热爱艺术的画家，得了严重的疾病，到了生命的最后阶段，每天在身体的疼痛中挣扎，但他从来没有停止过作画，他每天忍受着身体上的剧烈痛苦，用颤抖的双手握着笔，在画布上艰难地画着。有时，实在支持不住了，就倒在旁边的床上休息一会儿，好点了再起来接着作画。有时痛得满脸汗水，他也不停下。

有一天，一位好朋友专程来探望他，看到他痛苦的样子，就规劝道，"你身体这么不好，应该多休息呀，再说你现在已经是著名的画家，也不用再这么忍受着巨大的痛苦作画了呀"。画家浅笑了一下，说，"我只有在作画的时候，身体的痛苦会减轻一点，因为在做我喜欢的事情时，我是非常专注的，专注能减轻痛苦"。说完又继续他的画作了。

读完这个故事，我非常敬佩这个画家，他是真正爱他的事业的，甚至能够完全专注于其中，在生命的最后痛苦阶段，仍用作画来缓解痛苦，这是真正的艺术家。回首一望，我们的许多所谓"艺术家"，都是为了名利在做工作，一旦功成名就，他们就会很空虚，许多人甚至吸毒、堕落，越是这样就离快乐越远，他们逐渐失去了自我。而真正的艺术家，是真正爱艺术的，他们不仅以此来谋生，更是以此作为专注、沉醉于其中的一项事业。

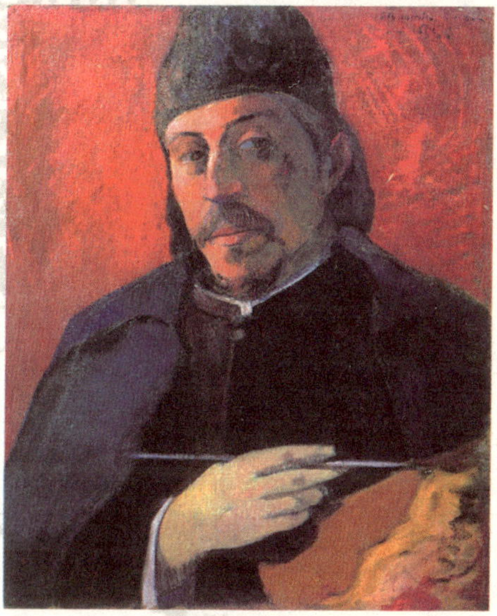

高更自画像

而最难得的就是专注，专注就是专心于自己当前所从事的事物上，不想成功以后会怎样，也不想如果失败怎么样，这样的状态有时看上去他们好像目光短浅，其实他们是故意不望远处，而专注于当前。好比登山，他们在攀登过程中从不望向山顶，而只在攀登的过程中体验登山的快乐，呼吸着山里的新鲜空气，欣赏着路边的野花，而是否到达山顶好像与他们无关。但这种状态下做事的人恰恰是最容易成功的，不仅仅是更容易成功，更重要的是，专注于事情能挖掘出所做事情的趣味，专注能让他们至少是短暂地抛开现实性，而抱着浪漫与理想的态度。他们往往不管自己能否做成，不管做成此事有多么微薄或丰厚的收益。因此说，人生难得是专注。把心力专注于一件事情上，也最容易做出意想不到的成就；正像一句谚语所说的，同时去逮两只野兔，一只也逮不着。

现在，我们越来越缺少幸福的感觉，有的人得到很多却很痛苦，甚至有人到处寻找幸福，也有人花钱买幸福，但也是事与愿违，南辕北辙。因为幸福不是你随时携带的包裹，不是塞在你旅行包里的钱夹证件，幸福是排除了一切杂念与妄想，漂洗掉浮躁与焦虑的一种清净纯粹之气。只有把成败得失的私心杂念都放下，而全部身心又沉浸在自己所爱的事业中的人，才能看见幸福的衣香鬓影，体验到幸福的气息。

笔者认为，功成名就不一定幸福，不计得失才是幸福；位高权重不是幸福，有执著的事业才是幸福；什么都得到不是幸福，专注于你的兴趣才是幸福。一个专注的人，他首先应当是劳动者。在劳动中体悟人生，完善自身；在劳动中收获快乐，体验幸福。其次，一个专注的人，应当对自己所从事的事业怀着单纯的、不为常人所知的一份情趣与理想，但绝不是不切实际的空想家。由于兴趣与理想，他才能专注于事业本身而不是结果，不计较成败得失，不会因为成功而喜不自胜，不会因为失败泣不成声。反而他的这种专注与坚持在多数情况下会为他带来意想不到的成功的甜美果实。另外，专注的人会是一个懂得感受的人，感受工作本身的美好，感受一项事业在变易动荡中的可惊叹处，感受现实中种种困难与麻烦后面所隐藏的玄机。这样，他就能专注地将整个生命贴近自然，贴近人生，贴近生活的各个侧面，来破解生命中那些神秘的隐喻。

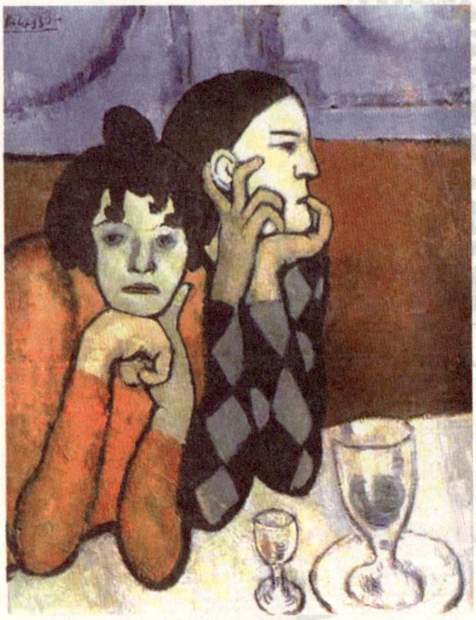

《杂技演员》

那么，如何做到专注呢？

1. 专注需要一颗平常心。

在这里给大家讲个小故事——平常心下专注无敌。

有一位走钢丝的神奇的杂技演员，他经常在钢丝上做各种令人叹为观止的惊险表演。有人曾问他，“你在那么高的钢丝上是怎么想的呢?"他笑笑说:"我走钢索时从不想别的事情,也不管成功还是失败,只想着走钢丝这件事,一心一意地走好钢丝,不管得失。"所以他一直走得很好。但不幸的是,在一次重要的表演中,在万众瞩目下他却从钢丝上坠地而死。事后他太太回想说,她知道这一次一定会失败,因为事前他不断地说:"这次只许成功,不许失败。"

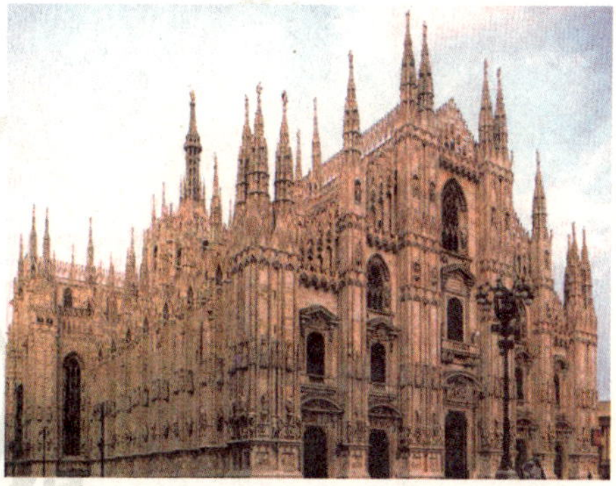

这个杂技演员之所以成功,就是因为他心无旁骛,而一旦有了患得患失之心,则很难再集中精力专注于眼前每一件细小的事,这恐怕是他的悲剧原因所在。

平常心下的专注行为有时让人觉得不可思议,但它的力量却是如此巨大而神奇。

2. 专注需要看重过程而不看重结果。

如果一个人过于重视事情的结果而不是其本身,就很难再心无旁骛。注重过程而不看重结果,正是专注所需要的。

3. 专注有时可运用思维阻断法。

当杂念出现时,可小声听一些轻柔的音乐,使大脑放松下来;也可以尝试把眼睛闭上,反复握拳、松开,使肌肉收缩,并同时对自己说:"停止,停止!"如此反复数次,有助于集中注意于当前的事物上。

4. 充实自己的精神生活。

多读书、学习,提高思想文化方面的修养,使自己胸襟开阔,少猜疑,不嫉妒,不过多地患得患失,情绪自然能够保持在轻松健康的状态,精神生活有寄托,工作有动力,生活充实,也就能更加专注于所从事的事业上。

心绪像浮云掠过
一阵风儿
就使得它
飘忽不定
不要让得失的念头
占据心灵
惟有专注
才能使痛苦远去

小辞典

什么是专注

通俗地讲，专注指集中注意力，专心致志地从事学习和活动的能力。专注对个人学业、事业的成功乃至生活的幸福快乐至关重要，是一项基本而关键的心理品质，专注的心理品质对一个人尤其是青年人的成长具有重大的意义。

（1）专注能提升活动效率

专注是打开智慧大门的钥匙，只有专注的时候，注意力的指向保持稳定性到一定程度的时候，记忆、思维等智力活动才处于比较活跃的状态，也才能使智力活动达到一定的效率。

（2）专注使学业、事业有成

个人要取得成绩，目标过多、力量过于分散是不可取的，每个人都应该有合理、明确的人生定位，根据自己的专业、爱好、特长以及社会发展的需求来确定自己的人生发展方向和目标，同时应学会自觉抵御与目标无关或者偏离的各种诱惑。

（3）专注是心理健康的重要因素

专注和个体心理健康关系密切，一个人处于专注状态的时候，他的心灵是安详、宁静的，他的精神处于统一和谐的状态。相反，一个人内心冲突比较严重的时候，他就很难保持专注的状态。所以，专注既是反映心理健康水平的指标，也是达到心理健康的一种手段。

祝大家都能专注于所学所为，在心理健康的平台上作出更大的成就！

（张志群）

第二单元 合理膳食

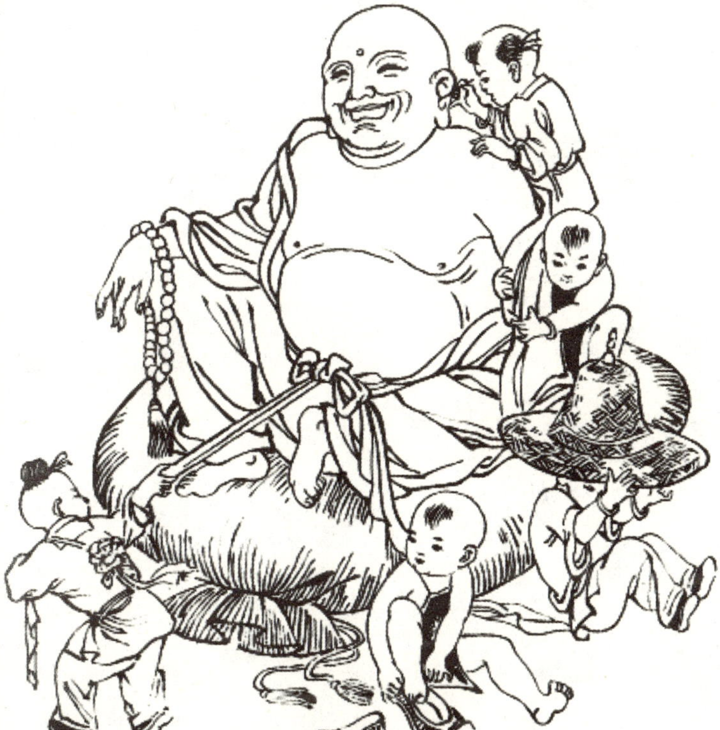

人类为了维持生命与健康，必须每天从食物中获取人体所必需的各种营养物质。合理的营养能促进机体的正常生理活动，改善机体的健康状况，增强机体的抗病能力，提高免疫力。合理的营养可使人精力充沛，提高工作效率，对抗老防衰、延年益寿，具有极其重要的作用。

安排好每日膳食，力争食物多样化，饮食制度合理，烹调方法适当，食品卫生且无毒，只有这样才能真正达到合理膳食的要求。

食粥之道

粥容易消化吸收，可益肠胃，滋补养身，延年益寿。

康熙十六年，康熙皇帝为体察民情，第五次离京微服私访。是年秋天，皇帝携随从来到广州，路染风寒，久治不愈。广东封疆大吏察哈尔下文通告岭南各路名医为皇上疗疾，未果。后闻知梅州乡间有一对年逾八旬的阿公阿婆擅长熬粥，其所熬之粥乃据家传秘笈配制，除了滋润可口，还能养生健体、消病祛疾。于是察哈尔派专人把这对阿公阿婆接到巡督府，并按阿公阿婆的要求架起了柴锅土灶，精选岭南特有乌梅为主料，配以其他辅料及若干味中药，经过若干时辰的文火慢熬，一锅飘着药香的养生粥熬制完成。皇帝小啜一口，顿感气顺，三碗下肚，血脉开张，印堂发亮。未出三日，康熙皇帝便神清气爽，彻底痊愈。

《红楼梦》里薛宝钗曾经介绍过她的养身补品："每日早起，拿上等燕窝一两，冰糖五钱，用银吊子熬出粥来，若吃惯了，比药还强，最滋阴补气的。"著名经济学家马寅初和夫人张桂君，夫妻双双都是百岁老人，两人尤其喜欢喝粥。每天早晨，取50克燕麦片加入250毫升开水，冲泡两分钟即成粥。天天如此，从不间断。明代李时珍的《本草纲目》中列有50多种粥，李时珍说："每日起，食粥一大碗。空腹胃虚，谷气便作，所补不细，又极柔腻，与肠胃相得，最为饮食之良。"诗人陆游还有一首《食粥》诗："世人个个学长年，不悟长年在目前。我得宛丘平易法，只将食粥致神仙。"

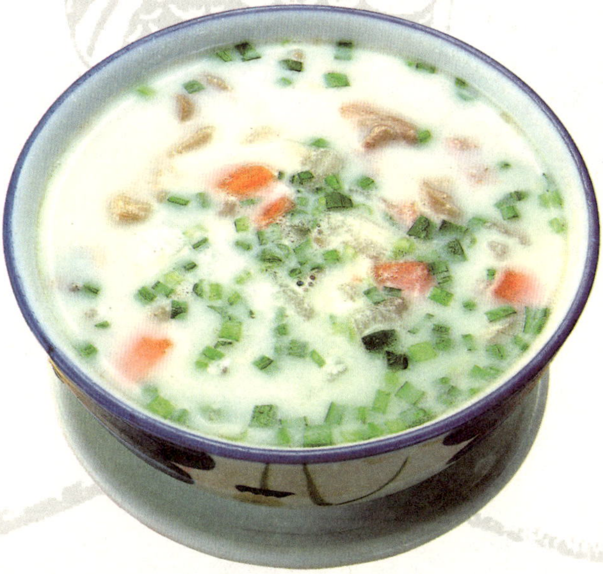

可见，粥的滋补养生功效不容小觑。一年四季，在膳食中有粥，不仅可以调剂胃口，增进食欲，而且可补充身体失去的水分。所以自古认为，喝粥可以治病并能延年益寿。

粥里最具有滋补作用的要数粥油，粥油是粥熬好后，上面浮着的那层细腻、黏稠、形如膏油的物质，中医里叫做“米油”，俗称粥油。通常所说的粥油是由小米或大米熬粥后所得的。中医认为，小米和大米味甘性平，都具有补中益气、健脾和胃的作用。二者用来熬粥后，很大一部分营养进入汤中，其中尤以粥油中最为丰富，是米汤的精华，滋补力之强，丝毫不亚于人参、熟地等名贵药材。清代赵学敏撰写的《本草纲目拾遗》中记载，米油“黑瘦者食之，百日即肥白，以其滋阴之功，胜于熟地，每日能撇出一碗，淡服最佳”。清代医学家王孟英在他的《随息居饮食谱》中则认为“米油可代参汤”，因为它和人参一样具有大补元气的作用。

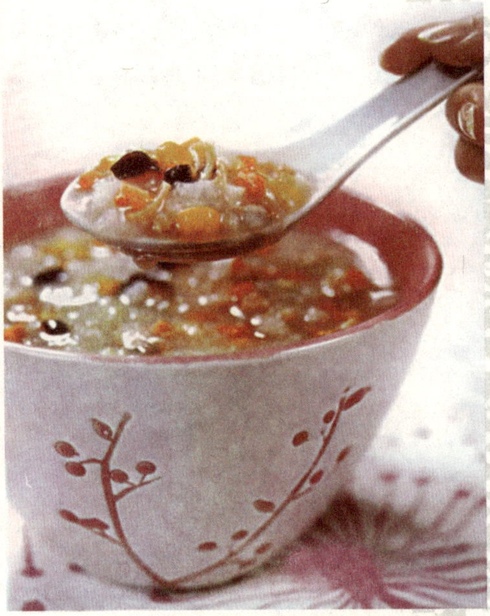

中医有“年过半百而阴气自半”的说法，意指老年人不同程度地存在着阴精不足的问题，如果常喝粥油，可以起到补益肾精、益寿延年的效果；产妇、患有慢性胃肠炎的人经常会感到元气不足，喝粥油能补益元气、增长体力，促进身体早日康复。此外，婴幼儿在开始添加辅食时，粥油也是很好的选择。

喝粥油时最好空腹，再加入少量食盐，可起到引“药”入肾经的作用，以增强粥油补肾益精的功效。据《紫林单方》记载，这种吃法还对患有性功能障碍的男性有一定的治疗作用。

喝粥一般三餐均可，但以晨起空腹食用最佳。年老体弱、消化功能不强的人，早晨喝粥尤为适宜。喝粥时不宜同食过分油腻、黏滞的食物，以免影响消化吸收。此外，不论熬哪种粥，都不宜放碱，因为碱对营养物质有破坏作用。

小贴士

喝粥的七大好处

（1）容易消化。白米熬煮温度超过60摄氏度就会产生糊化作用，熬煮软熟的粥入口即化，下肚后非常容易消化，很适合肠胃不适的人食用。

（2）增强食欲，补充体力。生病时食欲不振，清粥搭配一些色泽鲜艳又开胃的食物，例如梅干、甜姜、小菜等，既能促进食欲，又为虚弱的病人补充体力。

（3）防止便秘。现代人饮食精致又缺乏运动，多有便秘症状。稀饭含有大量的水分，平日多喝粥，除能果腹止饥之外，还能为身体补充水分，有效防止便秘。

（4）预防感冒。天冷时，清早起床喝上一碗热粥，可以帮助保暖、增加身体御寒能力，能预防受寒感冒。

（5）防止喉咙干涩。对于喉咙不适、发炎疼痛的人，温热的粥汁能滋润喉咙，有效缓解不适感。

（6）调养肠胃。肠胃功能较弱或溃疡患者，平日应少食多餐、细嚼慢咽，很适合喝粥调养肠胃。

（7）延年益寿。喝粥可以延年益寿，五谷杂粮熬煮成粥，含有更丰富的营养素与膳食纤维，对于年长、牙齿松动的人或病人，多喝粥可防小病，更是保健养生的良方。

健康粥歌

若要不失眠，煮粥加白莲；要想皮肤好，米粥煮红枣；气短体虚弱，煮粥加山药；治理血小板，花生衣煮粥；心虚气不足，桂圆煨米粥；要治口臭症，荔枝能除根；清退高热症，煮粥加芦根；血压高头晕，胡萝卜粥灵；要保肝功好，枸杞煮粥妙；口渴心烦躁，粥加猕猴桃；防治脚气病，米糖煮粥饮；肠胃缓泻症，胡桃米粥炖；头昏多汗症，煮粥加薏仁；便秘补中气，藕粥很相宜；夏令防中暑，荷叶同粥煮；若要双目明，粥中加旱芹。

（王平）

夏季吃烧烤，当心病上身

羊肉串、烤鸡翅等烧烤总是以其特有的美味勾起很多人的食欲：香、辣、鲜……然而，营养专家建议吃烧烤要谨慎。

“我干过烤羊肉串生意，自己却不吃。”曾经在济南干过两年烧烤生意的王军（化名）爆料：有的烧烤店为节约成本，利用鸭肉、猫肉等其他病死肉，放在羊油、羊尿里浸泡，然后用“嫩肉粉”让肉变得松软鲜嫩，烤肉的时候再在调料里添加一些“羊肉香精”，就成了味道鲜美的“正宗”羊肉串了……

王军自己很喜欢吃烧烤，看到烧烤店生意红火，他就萌生了自己干烧烤的念头。为此，他到好几个烧烤店当过学徒。在当学徒的时候，他曾亲眼看到老板到市场上买来一些猫肉或者貂肉等，放在羊油、羊尿里泡上三四个小时，“穿串的时候，再夹杂着穿一些羊油，以假乱真。即使是好的羊肉，如果不加嫩肉粉，烤出来硬邦邦干巴巴的，很难嚼烂。”王军说，“所以嫩肉粉几乎是烤肉串必不可少的材料。嫩肉粉添加进肉里之后，肉就变得松软鲜美，吃起来口感也很好。不过我个人老觉得这些嫩肉粉之类的不是什么好东西，听说嫩肉粉一般都含有亚硝酸盐，如果吃多了容易引起中毒。”

从 2005 年开始，王军自己单干了两年，之后就和烧烤行业“诀别”，另起炉灶干起了菜馆。

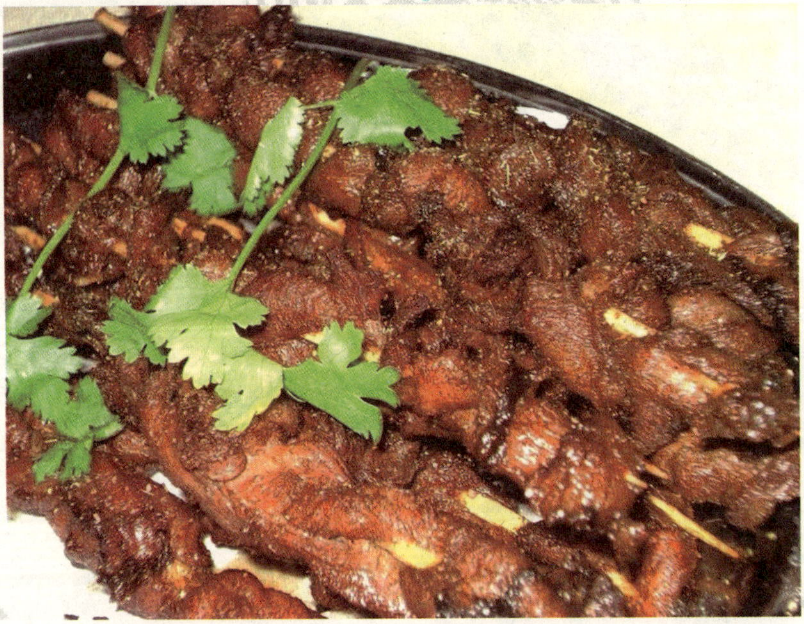

我们在赞叹王军良心未泯的同时，对烧烤串也胆战心惊。

夏季的夜晚，人们在忙碌了一天后，都喜欢在烧烤摊前吃着美味的烧烤，喝杯清爽的啤酒，然而营养专家建议吃烧烤要谨慎。

不少人喜欢吃烧烤喝啤酒，但是这种吃法不仅容易使人拉肚子，还会促进癌细胞的形成。食物在烧烤过程中，本身会产生一种叫做“杂环胺化合物”的致癌成分，在与人体肌肉组织和蛋白质中的氨基酸发生作用时，能诱发基因突变，促使癌细胞形成。而酒精本身虽不是致癌物，但它能使消化道血管扩张，溶解消化道黏膜表面的黏液蛋白，使致癌物质极易被身体吸收。同时，烧烤食物中还存在另一种致癌物质——亚硝胺，肉串烤制前的腌制环节容易产生亚硝胺。

世界卫生组织经过 3 年的研究，评选并公布了十大垃圾食品，烧烤类食品位居其首，危害超过了油炸食品。美国一家研究中心的报告说，吃一个烤鸡腿等同于吸 60 支烟的毒性。而爱吃烧烤的女性，患乳腺癌的危险性要比不爱吃烧烤食品的女性高出 2 倍，患卵巢癌的危险性亦增加。

潜在的危险或许可以暂且忽视，当下的疾患确是必须防范。多数街头烧烤点，由于原料质量差、卫生状况不佳，以及加工时洗不净、烤不熟等问题，极易引起肠道疾病、寄生虫病和人兽共患病，如布鲁氏菌病。烧烤食物外焦里嫩，有的肉里面还没有熟透，甚至还是生肉；若尚未烤熟的生肉是不合格的肉，如“米猪肉”，食者可能会感染上寄生虫，埋下了罹患脑囊虫病的隐患。某报记者历时半月卧底调查后，把 14 种常用烧烤原料及成品送交卫生检验中心进行了检测，结果让人触目惊心——烧烤后的茄子、韭菜所含大肠菌落是标准值的 30 余倍，原料肉肠含强致癌物质亚硝酸盐超标 11 倍。大量烧烤档使用的鸡腿、鸡翅等原料大部分是来自未经检验检疫的进口“问题肉”。而烧烤用的辣椒粉配料添加色素、食用油多使用潲水油等也严重危害着消费者的健康。

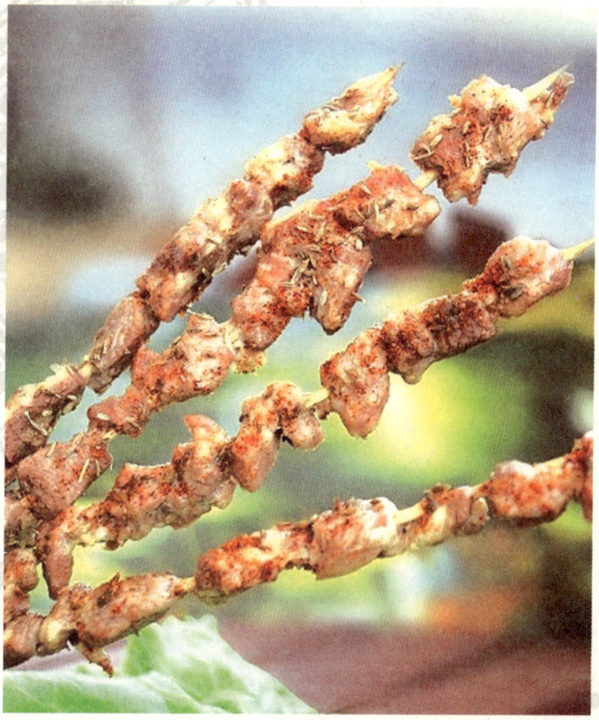

专家建议，在吃烧烤时

最好到有卫生合格证和工商管理许可证的餐馆、饭店去，烤时要烤熟。少去或不去街头小摊点吃烧烤。吃烧烤每周不要超过两次，每次不多于 100 克。白酒、啤酒喝得越少越好，最好用果汁类饮料替代。吃完烧烤立即吃几瓣大蒜，可以有效杀菌，预防腹泻。在外面吃烧烤，建议您淋上点柠檬汁，它能抑制致癌物对身体的侵害，还能抑制促进癌细胞生长的各种酶的活性。

小辞典

布鲁氏菌病又叫“懒汉病”、“蔫巴病”、“羊瘟”，是由“布鲁氏菌”侵入人、畜身体内引起的一种人、畜共患的传染性疾病，我国传染病防治法规定为乙类传染病。初期类似感冒，头疼、头晕、全身不适。最主要的表现是发烧，常见的是持续高烧、弛张热、不规则热、长期低热。同时伴有关节肌肉疼痛、乏力、多汗，以下午和夜间汗多。临床上常因为这些症状而误诊为感冒、风湿热、结核、腰椎间盘突出等。由于该病是一种全身性疾病，贻误治疗往往会对一些系统造成损害，如肝脏受侵会出现肝脏肿大，肝功异常；循环系统受侵可导致脉管炎；心肌受累可致心肌炎；神经系统受侵可引起末梢神经炎、脑膜炎；骨关节受侵可引起大关节炎症；男性生殖系统受侵出现睾丸和副睾肿大等。如出现上述症状，一定要及早到专科医疗机构检查。

（王平）

早餐吃得像皇帝

早餐作为每天的第一餐，对膳食营养的摄入、提高工作和学习效率、保持身体健康至关重要。

美国的科学家对1198名黑人和1633名白人进行了长达8年的研究，随访其早餐习惯，评估其糖尿病和心血管病的危险因素。这些被研究对象均为年轻人，年龄在25～37岁之间。结果发现，与经常不吃早餐的人相比，每天吃早餐的人肥胖及胰岛素抵抗综合征的发生率低35%～50%。众所周知，胰岛素抵抗是糖尿病和心血管病的共同发病基础。

该研究表明，每天吃早餐在降低糖尿病和心血管病发病方面发挥着重要作用，早餐也许是一天中最重要的一顿饭。俗话说："早饭要吃好，午饭要吃饱，晚饭要吃少。"

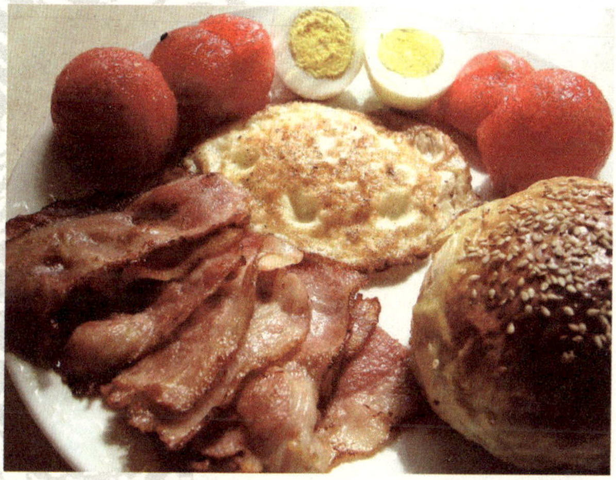

早上为一日之始，是人们一天活动的起步。整个上午是工作、劳动或学习的重要阶段。因此，从营养学的角度来看，早餐不仅要吃，而且应把早餐调剂得可口些、营养些、多样些。

这是因为人体在经过一夜睡眠之后，前日所进晚餐已经消耗殆尽，体内血液中的葡萄糖处于较低水平，急需补充食物，只有吃好早餐，才能保证有充沛的精力从事上午的学习和活动。早餐吃不好，就会感到饥肠辘辘、头晕脑胀、注意力涣散；另一方面，早餐吃不好，午餐食量必然大增，吃得过饱，易造成胃肠道负担过重。

然而，许多上班族晚上熬夜，早上起的晚，匆匆忙忙赶着上班，因而只能随便吃上几口，或热热残羹剩饭。有些则根本不吃早餐。这两种做法都是错误的，是不可取的，也是不科学的。这些不良的早餐进食习惯一旦养成，不仅无法满足人体内正常进食营养的需要，而且还会破坏生活的节奏和规律，久而久之给人体带来危害。

所以，早餐对健康的影响很大。营养专家认为，早餐是一天中最重要的一顿饭，每天吃一顿好的早餐，可使人长寿。理想的早餐要掌握三个要素：就餐时间、营养量和主副食平衡搭配。一般来说，起床后活动 30 分钟再吃早餐最为适宜，因为这时人的食欲最旺盛。早餐不但要注意量，而且还要讲究质。应吃一些营养价值高、少而精的食物。主食一般应吃含淀粉的食物，如馒头、豆包、面包等，还要适当增加些含蛋白质丰富的食物，如牛奶、豆浆、鸡蛋等，再配一些小菜。

小贴士

不吃早餐的危害

不吃早餐老得快：不吃早餐只能动用体内储存的糖元和蛋白质，久而久之会导致皮肤干燥、起皱和贫血，加速衰老。

不能减肥反增肥：不吃早餐还会使人在午饭时出现强烈的空腹感和饥饿感，不知不觉吃下过多的食物，多余的能量就会在体内转化为脂肪，时间长了脂肪在皮下堆积反而导致肥胖。

消化道易生病：不吃早餐会影响胃酸分泌、胆汁排出，减弱消化系统功能，诱发胃炎、胆结石等消化系统疾病。

抵抗力下降：不吃早餐引起的营养不良，还会导致机体抵抗力下降，易患感冒、心血管疾病等。

导致营养和发育不良：不吃早餐的儿童，全天能量、蛋白质、脂肪、碳水化合物和某些矿物质，如钙、铁、维生素 B_2、维生素 B_{12}、维生素 A、叶酸等的摄入低于吃早餐的儿童，长期下去，影响青少年的营养状况和生长发育。

影响学习能力和成绩：学习是一项繁重的脑力劳动，大脑惟一能够利用的能源是血中的葡萄糖，即血糖。不吃早餐或早餐营养质量差，血糖水平相对就低，不能及时为神经系统正常工作输送充足的能源物质，从而影响学习能力和学习成绩。

温馨提示

总统的早餐

一般来说，国家总统的一日三餐都有专职的保健师、营养师负责照料。国家总统的早餐固然讲究，但讲究的是营养而不是排场。某西方发达国家总统的早餐，仅是一杯牛奶、一片面包、一个煮鸡蛋、一杯胡萝卜汁，简单得令人无法相信。由于传统习惯、个人口味偏好等方面的差异，各国总统的早餐虽与此不尽相同，但大多讲营养而不奢华。如果胡萝卜汁做不来，可换以蔬菜汁、鲜果汁。另外如果家里有上学的孩子，给他们的餐盘上加一片火腿，那就更好了。

乡下人的早餐

乡下人对吃早餐十分重视，往往干稀结合，稀的如米粥、菜汤，干的如馒头、玉米面窝窝头、大饼子，外加咸蛋、蘸酱菜或炖菜。新鲜、实惠是乡下人早餐的突出特点。城里人不妨学着换换口味。

营养学家的早餐

营养学家对早餐从不马虎，不仅讲究食物质量，同时也讲究花样。他们的早餐一般包含下列四类食物，并是这四类食物的营养组合。

（1）谷类及薯类：馒头、包子、面包、米粥、白薯粥、豆粥、玉米粥、面条汤、营养麦片、馄饨等。

（2）动物性食物：火腿肉、酱牛肉、酱鸡肉、炸鱼、鸡蛋（蒸、煮、炒、煎均可）、牛奶等。

（3）豆类及其制品：豆浆、豆腐脑、豆腐丝（干）、煮黄豆，酱豆腐等。

（4）蔬菜及水果：拌黄瓜、拌萝卜、拌白菜、拌西红柿、水果沙拉等。

（王平）

高盐饮食危害大

俗话说："开门七件事"——柴米油盐酱醋茶。没有盐，生活会失去味道；可是，如果长期摄入过多盐，则后果更为可怕：被盐送进坟墓里的生命比有毒化学物质造成的受害者还要多。

辽宁省某地有一个村子，当中国医学科学院的专业人员来到这里进行高血压普查时发现，村子里除了家家都有高血压患者外，还几乎家家都有脑卒中病人，有的瘫痪在床、有的残疾，他们被震惊了，为什么这个村子有这么多高血压患者，又有这么多脑卒中患者呢？带着这个疑问，专业人员挨家挨户走访，了解情况，观察他们的日常生活。结果发现，这个村子家家都有一个硕大的盐罐子，并且罐子里装的还都是大粒盐，做菜时一抓一大把。他们找到了这个村子高血压患病率如此高的原因——高盐。就这样，这个村子的人，一旦成年，就开始与高血压为伴。由于疾病的原因，村子相当贫穷，村民们说他们"辛辛苦苦几十年，一病回到了解放前"。科学院的工作人员，首先做的一件事情就是把全村的大粒盐换成低钠盐，经过一年的食盐调整，很多血压轻度升高的人血压正常了，所有高血压患者的血压都有所下降。这就是高盐带来的恐怖危害的真实故事。

我们所说的盐，学名叫做氯化钠，对血压起作用的主要是钠，钠过量的危害就是导致高血压。因为人体摄入过多的钠后，就会造成体内水与钠潴留，导致血管平滑肌肿胀，管壁变细，血管阻力增加；同时血容量增加，加重心脏和肾脏的负担，进一步引起排钠障碍，从而使血压升高。据有关统计，人群平均每人每天摄入食盐增加 2 克，则收缩压和舒张压分别升高 2.0 毫米汞柱及 1.2 毫米汞柱。

同时，高盐饮食与人的衰老有着密切关系，现代医学认为，在加速人体衰老的诸多因素中，动脉硬化和骨质疏松是最重要的两个方面。如果人体摄入过多的钠，就会促使这些不利因素的发生。专家还表示，高盐饮食与胃癌的发病有关。因为摄入过多的氯后，胃酸浓度会升高，对比较娇嫩的胃黏膜产生腐蚀作用。当胃黏膜受到损伤后，若有致癌物存在时，胃癌的发病率就比较高。

看到此，有人不禁惊呼，多食一点小小的盐花对人体的危害可真大啊。那每人每天吃多少盐才不过量呢？从生理需要来讲，我们每天需要 2200 毫克的钠，而我们大约从各种食物中就能获取 1000 毫克左右的钠，剩下的折合成食盐为 3 克，也就是说我们炒菜每人每天只有 3 克盐是生理需要的，超出的量就是增加身体负担的。所以，世界卫生组织最新建议：每人每日摄入食盐不宜超过 5 克。

在日常饮食中，要尽量少吃腌制品，如咸菜、咸肉、酱菜等；少用含盐量高的酱、酱油；炒菜时尽量少放盐；可使用其他适量调味品（酸、辣、甜）；使用盛装 2 克或 3 克盐的盐勺；没有盐勺的，可用一个普通啤酒瓶盖装盐，平装满一盖，即相当于 5 ~6 克食盐。

（王平）

常食枸杞益处多

中医有“枸杞养生”的说法，认为常吃枸杞能“坚筋骨、轻身不老、耐寒暑”。所以，它常常被当作滋补调养和抗衰老的良药。

相传在战国时，黄河南岸有一青年农夫，乳名狗子，以农耕为业。他娶妻杞氏，杞氏勤劳而贤惠。夫妻日出而作，日落而息，奉养老母，倒也能勉强度日。后来，狗子被召戍边，归来时已是满脸皱纹。他路见家乡田园荒芜，正闹饥荒，路人讨吃，众乡邻面带菜色，孩子们嗷嗷待哺。狗子非常担心，不知老母与妻子现状如何。待到家时，见老母发丝如银，神采奕奕，妻子面色红润，不像路人饥饿之状，甚感惊讶。妻子告诉他，“去今之年，蝗灾涝害，颗粒无收，吾采山间红果与母充饥，方免其饿”。母亲也说，“吾若非尔媳采红果食之，命已殒矣”。狗子高兴得哭了，对妻子也更加疼爱。邻居听说了，也都争相采食。后人发现狗子妻杞氏所采山间红果有滋阴补血养肺健胃之功效，遂采之入药，改名“枸杞子”，专门治疗阴血亏虚所致的疲乏无力、头晕耳鸣、遗精不孕、视力减退、面色萎黄等症。

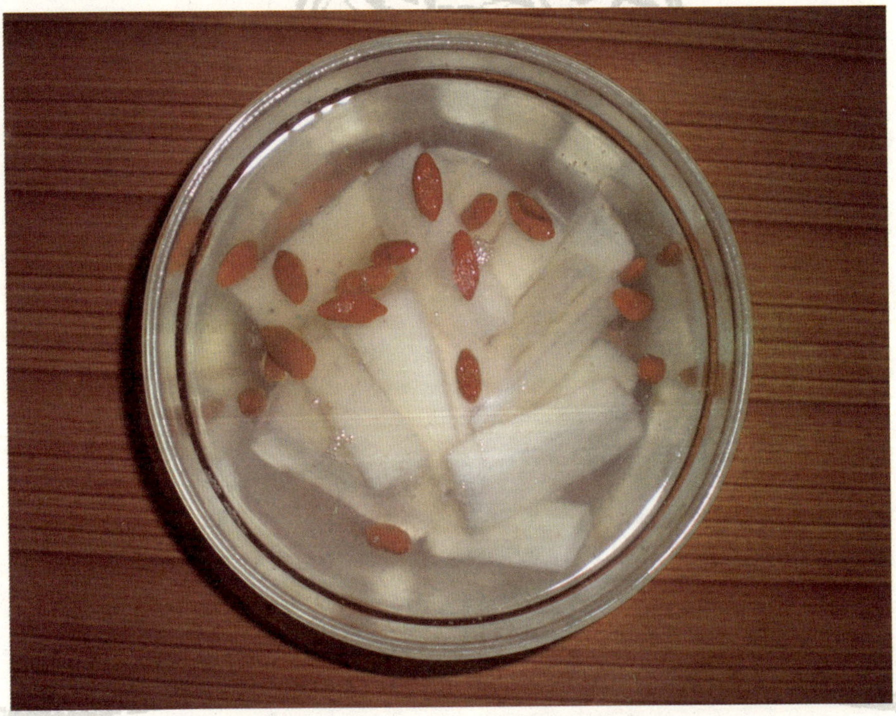

枸杞可以说是中药材中最不具毒性的、可以食用的上品。《本草纲目》记载："枸杞，补肾生精，养肝，明目，坚筋骨，去疲劳，易颜色，变白，明目安神，令人长寿。"枸杞的药用价值备受医家推崇，临床应用广泛，可以治疗肝肾亏虚，腰膝酸软，头晕目眩，目昏多泪，虚劳咳嗽，消渴，遗精等。

长期食用枸杞，有治疗体质虚寒、性冷淡、便秘、失眠、低血压、贫血、掉发以及护肤等作用。最适合吃枸杞子的是体质虚弱、抵抗力差的人。近视、远视、弱视等视力不佳的青少年，以及气色不佳的女性朋友，也适合吃枸杞子来明目美容。

枸杞有多种吃法：

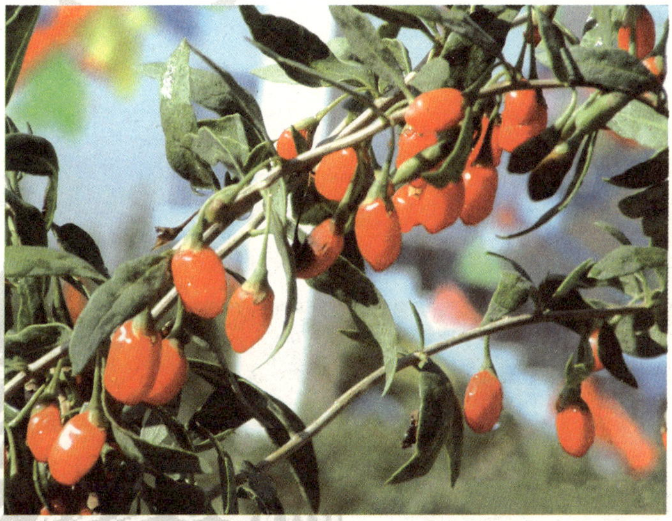

（1）零食：一般超市中卖的枸杞子是枸杞果实的干制品，枸杞子以宁夏出产的质量最好，又红又大。当地人更喜欢买来当零食，有如葡萄干一般随手拈来食用。其实枸杞子生吃味道很不错，但不能吃太多，否则容易上火。

（2）药酒：用枸杞泡酒喝有增强细胞免疫力的作用，能促进造血功能，还能抗衰老、保肝及降血糖，并对于视力减退、头晕眼花均能起到一定疗效。

（3）自制菊花枸杞茶：红茶包一个、枸杞子一小撮、菊花 3～5 朵，将以上材料放入已经预热的杯中，加入沸水泡 10 分钟即可饮用。效能：菊花、枸杞子两者均有明目、养肝、补血、降血糖、降血压、抗衰老、防皱纹、固精气等保健功效。适合工作繁重，长期要对着计算机工作的人。

枸杞子一年四季均可服用，但每次服用量不宜过大。一般来说，健康成年人每天 20 克较合适。若用于治疗，每天可用 30 克左右。需要注意的是，枸杞子性质偏温，因此，感冒发烧、身体有炎症期间，不适合食用。枸杞滋阴润燥，脾虚便溏者也不宜用。

（王平）

吃米带点糠，老少都安康

联合国粮农组织建议，健康成人最好每天吃 50 ~100 克粗粮，品种丰富一些更好。

“红枣、核桃、黄豆、小米、土豆、粉条……农家土特产，绿色无污染。”这是山西吕梁临县木瓜坪乡张家沟村一位普通的农民——王小帮的农家货网店的醒目标语。网店里的五谷杂粮供不应求，王小帮也开创了一条农民开网店致富的新途径。王小帮的成功在于他出售的是地地道道的五谷杂粮、农家土特产。

这从另一个侧面说明了现代都市人对粗粮的喜爱。粗粮食物的流行，在一定程度上满足了人们对食物品质的需求。人们不再一味地崇尚食物精细化，而是重新回归到吃富含维生素和食物纤维的粗粮上。

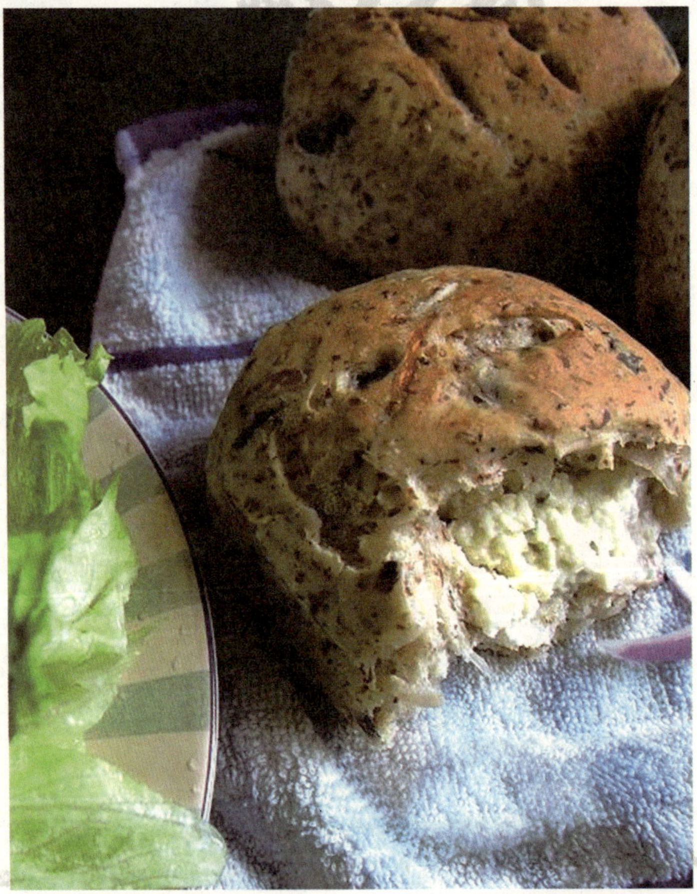

粗粮不但富含人体所必需的氨基酸和优质蛋白质，还含有钙、磷等矿物质及多种维生素，相对大米、白面而言，粗粮的碳水化合物含量更低，膳食纤维含量更高，多食可对大肠产生机械性刺激，加速肠蠕动，促进食物残渣尽早排出体外，保证消化系统正常运转。此外，粗粮中的膳食纤维还具有吸附作用，可延迟饭后葡萄糖吸收的速度，对高血压、糖尿病和心脑血管疾病有很好的防治作用。在吃完粗粮后要记得多喝水，因为粗粮中的纤维素需要有充足的水分才能保障胃肠道的正常消化。

虽然一些说法给大家这样的印象，即粗杂粮的营养价值比细粮要高得多，但实际上每一种谷物的营养都各有特点。非要比个孰优孰劣，未免勉强。不同品种的粮食，营养价值也不尽相同。燕麦富含蛋白质；小米富含色氨酸、胡萝卜素；豆类富含优质蛋白；高粱含脂肪酸高，还有丰富的铁；薯类富含胡萝卜素和维生素 C。粗粮中的膳食纤维，虽然不能被人体消化利用，但能通肠化气、清理废物，促进食物残渣尽早排出体外。

需注意的是，即使粗粮营养价值高，例如小米的营养价值能比大米多一点，完全用小米代替大米，不但口感难以接受，亦有忆苦思甜之嫌，而且营养方面也不合理。因此，最重要的不是粗杂粮比细粮好多少，而是不要偏废一种甚至只吃一种，应该合理地食用，讲求膳食均衡、合理搭配，这样才能够使得粗粮食物成为生活中的理想食品，发挥其最大的功能。

人是铁，饭是钢，五谷杂粮保健康！

（王平）

每天一杯鲜豆浆，男女老少都健康

健康是21世纪的生活主题，在崇尚绿色食品的今天，豆类食品受到人们的钟爱。尤其是简单快捷、饮用方便的豆浆，成为众多家庭的必备饮品。

相传西汉的淮南王刘安是大孝子，其母患病期间吃什么都没味，刘安便每天用泡好的黄豆磨豆浆给母亲喝，刘母尝后感觉味美无比，十分喜欢，病也很快就好了。从此豆浆渐渐在民间流行开来。

我国传统饮食讲究“五谷宜为养，失豆则不良”，意思是说五谷是有营养的，但没有豆子就会失去平衡。现代营养学也证明，每天坚持食用豆类食品，只要两周的时间，人体就可以减少脂肪含量，增强免疫力，降低患病的几率。因此，很多营养学家都呼吁，用豆类食品代替一定量的肉类食品，是解决营养不良和营养过剩双重负担的最好方法。

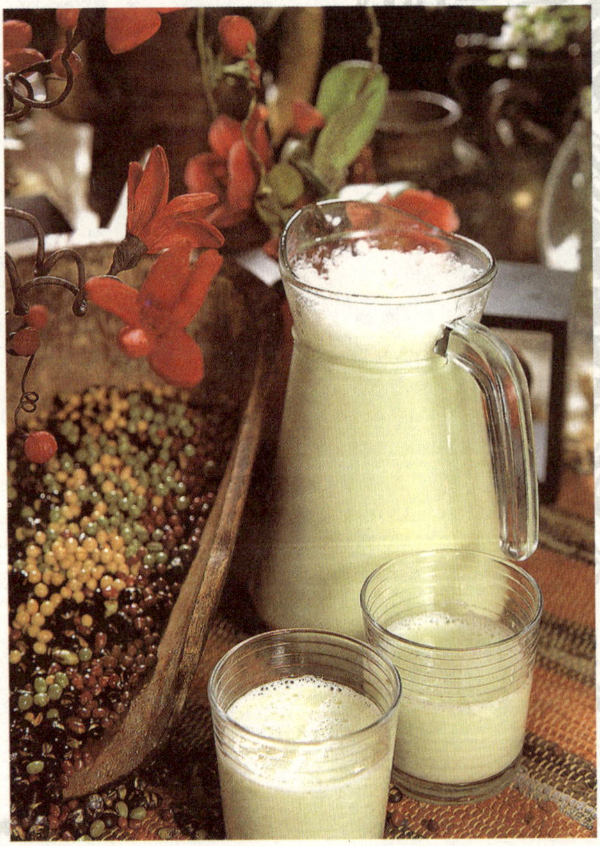

中医认为，豆浆性平味甘，具有健脾宽中、补虚润燥、清肺化痰等功效。《本草纲目》记载：“（豆浆）利水下气，制诸风热，解诸毒。”《延年秘录》上也记载豆浆“长肌肤，益颜色，填骨髓，加气力，补虚能食”。在欧美豆浆享有“植物奶”的美誉。

豆浆中富含人体所需优质植物蛋白，多种必需的氨基酸、维生素及钙、铁、磷、锌、硒等微量元素，不含胆固醇，并且含有大豆皂苷等至少五六种可有效降低人体胆固醇的物质，鲜豆浆的大豆营养易于消化吸收，经常饮用，对高血压、冠心病、动脉粥样硬化及糖尿病、骨质疏松等大有益处，还具有平补肝肾、防老抗癌、降脂降糖、增强免疫的功效。

豆浆是一种男女老少皆宜的健康保健饮品，尤其是女性，更应该每天喝豆浆。医学研究表明，女性喝豆浆对身体健康、延缓衰老有明显好处。豆浆中含有氧化剂、矿物质和维生素，还含有一种牛奶所没有的植物雌激素“黄豆苷原”，该物质具有调节女性内分泌系统的功能。妇女喝豆浆一个月，每天300～500毫升，就可起到调节内分泌的作用，可以明显改善心态和身体素质。临床上还发现，常喝豆浆能有效地预防乳腺癌、子宫癌和卵巢癌的发生。

喝豆浆的好处多多，但您知道如何科学饮用豆浆吗？

首先，卫生是关键，豆浆的新鲜程度也很重要。有的人因为怕浪费，将当餐喝不完的豆浆保温贮存起来，以待下次再喝。这样做不妥当，煮熟后的豆浆留在保温容器中贮存，温度会逐渐下降，容器内上部空气中所藏的细菌，在适宜的温度下就会利用豆浆的丰富营养大量繁殖生长，2～3小时后，容器中的豆浆就会变质。所以豆浆最好是现做现喝。

其次，没有煮熟烧透的豆浆不宜饮用。生豆浆中含有皂毒素和抗胰蛋白酶等有害成分，饮用后不能被肠胃消化吸收，易发生恶心、呕吐、腹泻等中毒症状。因此，生豆浆必须先用大火烧煮，待沸腾后改以文火维持熬煮5分钟左右，使有害物质被分解。

再次，豆浆中不能冲入鸡蛋，不要空腹饮豆浆，饮豆浆忌放红糖，胃寒者不宜饮用，不要过量饮豆浆，豆浆不能与药同饮，急性胃炎和慢性浅表性胃炎者、胃溃疡、肾结石患者应少食用或不食用。

（王平）

“隔夜菜”不能一热了之

节俭是中国人的传统美德，所以吃隔夜菜似乎是很平常的一件事。殊不知，隔夜菜不仅营养流失严重，而且还会产生对身体有害的物质。

有个朋友下班回家，将昨晚剩下的大半碗青菜，从冰箱里拿出来加了点水，煮了碗面条吃。谁知正在午睡时，被阵阵腹痛疼醒了。他从床上爬起来，觉得头晕，浑身软瘫无力，恶心，接着又呕吐，还拉肚子，有点心慌。再看自己的手，指甲青紫，连皮肤也变了色。于是急忙给妻子打电话，没说两句，眼一黑，便倒在地上……等他醒来，睁开眼一看，才知道自己躺在医院的病床上，鼻孔插着吸氧管，正在打吊针。医生告诉他这是食物中毒了。

未变质剩菜也引起中毒？这位朋友心中颇感蹊跷，剩菜是从冰箱里拿出来，放到锅里煮开了，然后又下了面条煮熟才吃的，菜也没变质，就是有细菌也给杀死了，怎么会引起食物中毒呢？

在人们的心目中，大都认为剩饭菜只要不变质发馊，吃时再加热就万事大吉；殊不知，加热不仅消除不了剩青菜中含有的毒素，还会使毒性增强，吃后极易发生中毒，不及时抢救可造成死亡。

原来，在各种绿叶蔬菜中都含有不同量的硝酸盐，尤其是如今大量使用化肥，致使蔬菜中含的硝酸盐增多。买回来的青菜放时间长了，或烧熟的菜放置过

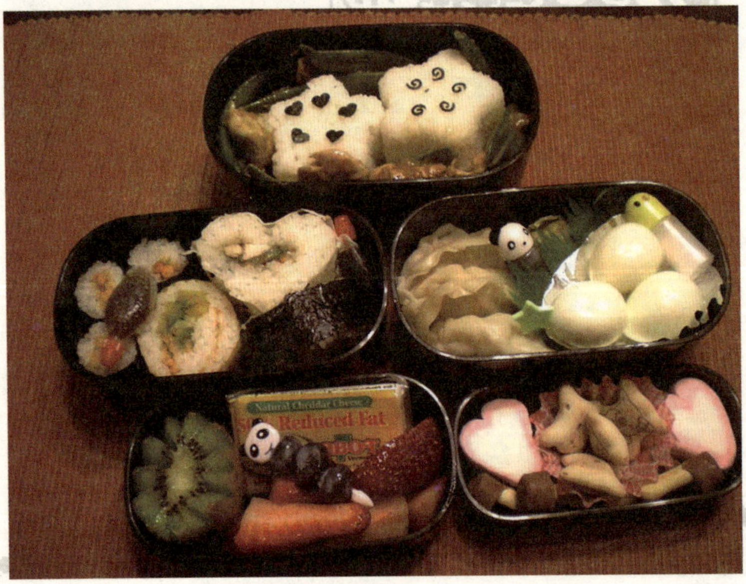

久，菜中的硝酸盐在细菌的作用下，会被还原为亚硝酸盐。对这种含有亚硝酸盐的剩菜，即使放入冰箱内的冷藏室也不管用。再就是炒熟后的菜里有油、盐，隔了一夜，菜里的维生素都氧化

了，使得亚硝酸含量大幅度增高，进入胃后变成亚硝酸盐，亚硝酸盐在具备特定条件后会生成一种称为NC（N－亚硝基化合物）的物质，它是诱发胃癌的危险因素之一。

将剩菜拿出来进行加热，不仅不能除掉有毒的亚硝酸盐，还会使菜中剩余的硝酸盐在高温的作用下分解为更多的亚硝酸盐，加剧了毒性。人们普遍认为：食物只要经过加热蒸煮，就可消毒。其实，有些毒素加热是无法消除的。

食物中毒通常可分为“生物型”和“化学型”两类：

“生物型”中毒主要是指被细菌、病毒、寄生虫等污染过，通过食物或接触引起急性传染病。比如腐败食物中的霉菌，这一类食品可用高温蒸煮进行“消毒”。

“化学型”中毒，却不是高温处理能消毒的，有时煮沸反而使毒物浓度增大。比如鲜白菜中含无毒的硝酸盐，由于细菌分解，白菜中会产生大量亚硝酸盐毒物。此外，还有发芽和未成熟土豆中的龙葵碱、油料中的黄曲霉素等，均是高温不能破坏的毒物。

由此可见，要想避免食物中毒，切不可用“加热消毒法”作为惟一预防办法。

小贴士

能致病的隔夜菜，你知道多少？

1. 隔夜的鸡蛋能不能吃

专家回答：不一定！

因为鸡蛋如果没有完全熟透，未熟的蛋黄隔夜之后食用，在保存不当的情形下，营养的东西容易滋生细菌，因此会有害健康，例如：造成肠胃不适、胀气等情形。

但是如果食物（蛋）已经熟透，而且以低温（一般冷藏的温度）密封保存得当。一般可以保存48个小时都没问题。

从科学家的提示中我们可以知道：鸡蛋隔夜能不能吃，不单单要看是否加热了，而是要在第一次煮鸡蛋的时候把鸡蛋给煮熟了。只有在第一次煮鸡蛋煮熟之后，隔夜再煮熟吃是没有问题的，茶叶蛋也就是这个道理。

可能大家不知道，茶叶蛋是煮两遍的，第一遍煮熟，第二遍将蛋皮敲碎，加茶叶等辅料，再煮，所以茶叶蛋肯定是熟的。

2. 隔夜茶不能喝

隔夜茶因时间过久，维生素大多已丧失，且茶汤中的蛋白质、糖类等会成为细菌、霉菌繁殖的养料，所以，通常认为隔夜茶不能喝。

3. 隔夜开水不能喝

把自来水烧开3～5分钟，亚硝酸盐和氯化物等有害物的含量最低，最适合人们饮用。反复多次煮沸，时间过长或超过24小时的开水，亚硝酸盐的含量均明显升高。开水放置24小时后，亚硝酸盐含量是刚烧开时的1.3倍。

我国居民有爱喝开水的习惯，所以，最好是现烧现喝或只喝当天的开水，也不要喝煮沸时间过长的开水。

4. 隔夜银耳不能吃

银耳汤是一种高级营养补品，但一过夜，营养成分就会减少并产生有害成分。因为不论是室内栽培的银耳还是野外栽培的银耳都含有较多的硝酸盐类，经煮熟后如放的时间比较久，在细菌的分解作用下，硝酸盐会还原成亚硝酸盐。

人喝了这种汤，亚硝酸就自然地进入血液循环。血液里的红细胞里有血红蛋白，能携带大量的氧气供机体需要。但是亚硝酸起反作用，使人体中正常的血红蛋白氧化成高铁血红蛋白，丧失携带氧气的能力，造成人体缺乏正常的造血功能。

5. 隔夜叶菜不要吃

由于部分绿叶类蔬菜中含有较多的硝酸盐类，煮熟后如果放置的时间过久，在细菌的分解作用下，硝酸盐便会还原成亚硝酸盐，有致癌作用，加热也不能去除。健康吃法：通常茎叶类蔬菜硝酸盐含量最高，瓜类蔬菜稍低，根茎类和花菜类居中。

因此，如果同时购买了不同种类的蔬菜，应该先吃茎叶类的，比如大白菜、菠菜等。如果准备多做一些菜第二天热着吃的话，应尽量少做茎叶类蔬菜，而选择瓜类蔬菜。

6. 隔夜汤不要喝

有些人喜欢煲汤，喝不完的汤放入冰箱里，第二天煮开了再喝。这种隔夜汤对身体好吗？答案是否定的。

健康吃法：最好的保存方法是汤底不要放盐之类的调味料，煮好汤用干净的勺子舀出当天要喝的，喝不完的，最好是用瓦锅存放在冰箱里。因为剩汤长时间盛在铝锅、不锈钢锅内，易发生化学反应，应盛放在玻璃或陶瓷器皿中。

7. 海鲜品不能隔夜

鱼和海鲜隔夜后易产生蛋白质降解物，会损伤肝、肾功能。

8. 凉拌菜更不能隔夜吃

凉拌菜由于加工的时候就受到了较多污染，即使冷藏，隔夜后也很有可能已经变质，应现制现吃。

（侯日霞）

一日三餐很重要

俗话说：人是铁饭是钢，一顿不吃心慌慌。一日三餐不能少，一日三餐很重要，合理搭配营养好，身体健康把病消。

有个人偶感风寒，咳嗽不止，他觉得浑身都不舒服，就去请医生看病。医生看了看他无精打采的样子，又摸了摸脉，说他得了蛊病，如果不抓紧治疗恐怕会丢命。这个人一听吓坏了，连忙拿出许多金子，求医生一定要治好他的病。

这个医生给他开了治蛊病的药，说是这种药可以攻击他的肾脏和肠胃，又会炙烧他的身体和皮肤，因此，吃这种药必须注意禁美味佳肴，否则药物难以奏效。一个月过去了，这个人病情不见好转，反而加重了，除了咳嗽，还有内热外寒，百病发作。加上他一个月的禁食，营养不良，身体瘦弱疲惫，真的像一个患蛊病的人了。

无奈，他又请来另一个医生为他治病。这个医生了解了他的各种症状，诊断他患的是内热病，于是又给他寒药吃。这次，他又花去许多金子。

他吃过医生给他开的寒药，结果每天早晨呕吐，晚上腹泻，痛苦不堪。休谈进食美味佳肴，这次连饭都不能吃了。他心里非常害怕，这样下去恐怕真的保不住命了。于是，他又反过来改服热药，谁知这样一来，他又出现全身浮肿，到处长痈长疖生疮，搞得他头晕目眩，真个浑身是病，一天到晚叫苦不迭。

他又拿出钱财，第三次请来一个医生。这个医生见他满身是病，真不知从何医起，结果是越医病越重了。

后来，邻居的长辈们见他形容憔悴，病症奇特杂乱，于是开导他说："这都是庸医害人、你胡乱吃药的结果。其实你本没什么大病。人的生命，本以元气为主，再辅之以一日三餐正常的饮食。而你呢，天天吃这药喝那药，千百种药毒搅乱了你的体内正常秩序，结果既损害了你的身体，又阻断了饮食的营养供给，所以肯定会百病齐出。我看你现在的当务之急是要安定思想，首先休息好身体，再辞谢医生，放弃药物，恢复营养，多吃你喜爱的食物，这样，你的元气就会慢慢在体内恢复，身体一天天强壮起来，自然而然吃东西便觉有滋味了。一天三

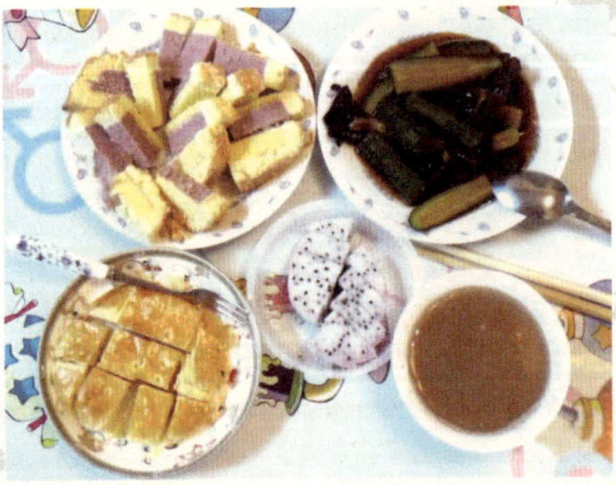

餐饭，便是最好的药，你不妨照我说的去做，保证有效。”

这个人在万般无奈的情况下，按照老人所说的去做了，仅仅一个月，果然身上的各种病症就消除了，身体又恢复了原样。

生活中经常出现故事中的现象，有病乱投医、瞎吃药，结果把身体搞得一团糟。事实上科学饮食，搭配好一日三餐，对人的身体健康是最重要的。

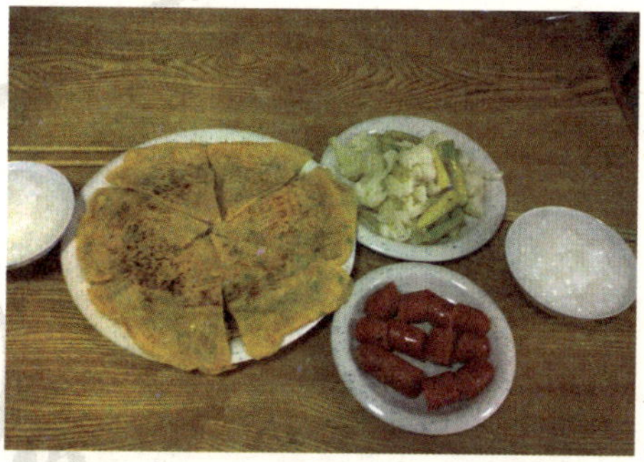

早餐：早餐的时候必须要有主食，给你一天好开始。有关专家介绍，虽然人的年龄和各自的体质状况是不同的，但是对早餐的要求大体是相同的，那就是早餐要搭配合理，以满足人体的营养需求。早餐应包括主食和副食。主食最好以蒸、煮的食物为主。副食有肉、菜、蛋以及牛奶或者果汁。尽量少吃油炸的食物。如果早上不吃主食，光吃鸡蛋或者牛奶的话，可能会影响这些食物里蛋白质的吸收。

午餐：营养搭配要合理。一定要拿出充裕的时间来吃好午餐，并且应该注意提高饮食质量，多吃一些高蛋白食物，如鱼肉、鸡肉、瘦猪肉、牛肉、羊肉以及水产品和豆制品。因为这类食物中的优质高蛋白可使血液中酪氨酸增加，使头脑保持敏锐，对增强理解和记忆功能有重要作用。

晚餐：吃多吃少因人而异。晚餐饮食应避免吃高脂肪、高蛋白质的食物，因为这些食物不但能影响夜间的睡眠，而且易引起肥胖。要以富含维生素 C 和粗纤维的食物为主，这类食物既能帮助消化，防止便秘，又能供给人体需要的纤维素和微量元素，防止动脉硬化，改善血液循环，有益于人体健康；应吃富含碳水化合物的食物，如面条、面包、米饭和甜食等，能使血液中不能被肌肉细胞所吸收的色氨酸进入大脑，并转变为有镇静作用的血清素。这是因为色氨酸除有安眠的作用外，还可减轻身体痛觉和敏感度。

专家指出，上班族在充分注意早餐、午餐的基础上，对于晚餐切忌暴饮暴食或塞饱式进餐。晚餐尤应以低热量并且七分饱为主，并增加蔬菜的量。但是“晚餐要吃少”不能一概而论，应根据不同人的情况而定。对于学生、教师、医生等脑力工作者而言，由于晚上大多有开夜车的习惯，这样一来，不仅不能少吃晚餐，相反，还要适当加点夜宵。否则经常熬夜挨饿，不仅影响睡眠质量，还会产生胃肠疾病和低血糖症状，对健康不利。

小贴士

饮食禁忌是中医里一个重要的概念，因为任何食物都有寒热温凉的属性，它们之间会发生相生相克的作用。搭配好了，可以功效倍增；搭配错了，则会降低食物营养的吸收，严重的还会引起中毒反应。以下是不良搭配的例子。

- 豆浆冲鸡蛋：鸡蛋中的粘液性蛋白会与豆浆中的胰蛋白酶结合，从而使食物失去应有的营养价值。

- 茶叶煮鸡蛋：茶叶中除生物碱外，还含有酸性物质。这些化合物与鸡蛋中的铁元素结合，对胃部也会相应地产生一定的刺激作用，而且也不利于消化吸收。

- 土豆烧牛肉：由于这两种食物所需的胃酸浓度不同，势必会延长食物在胃中的滞留时间，从而造成胃部消化吸收的时间延长，加重胃肠负担。

- 高蛋白加浓茶：有些人喜欢在进食许多肉类、海产品、贝类等高蛋白食物后，频频饮用浓茶，误以为饮用浓茶就可以去除高脂肪，清心醒脑助消化。

- 牛奶与橘子同食：牛奶与橘子等酸性水果同食，或者是刚刚喝完牛奶就吃橘子，就会将牛奶中的蛋白质无形之中与橘子中的果酸——维生素C相结合而凝固成块，这样会影响消化吸收，而且也会引发腹胀、腹痛。

- 饮酒时食用胡萝卜：β胡萝卜素与酒精在一段时间内同时进入人体，极其容易在肝脏中产生有害人体健康的致病毒素，是诱发各类肝脏疾病的危险因素。

- 长期食用植物油：花生油、玉米油中混杂着强致癌物质黄曲霉素。棉籽油中含有极易使人慢性中毒的物质——棉酚；而菜油中所含的芥酸物质，对高血压、心脏病人的健康也很不利。所以，应改变长期食用植物油的习惯。在烹制食物时，不妨增加动物油脂的使用量。通常情况下，用1份植物油配以0.7份动物油脂为最佳。

（丁庆新）

多吃一点姜，益寿保健康

俗话说：冬天一碗姜糖汤，祛风祛寒赛仙方。据《神农本草经》记载，生姜有解表散寒、温中止呕、化痰止咳功能，常用来治风寒感冒、胃寒呕吐、咯痰咳嗽。

相传，“生姜”是神农氏发现并命名的。一次，神农氏在山上采药，误食了一种毒蘑菇，肚子疼得像刀割一样，吃什么药也不止痛，就这样他晕倒在一棵树下。等他慢慢苏醒过来时，发现自己躺倒的地方有一丛尖叶子青草，香气浓浓的，闻一闻，头不晕，胸也不闷了。原来是它的气味使自己苏醒过来的。于是，神农氏顺手拔了一兜，拿出它的块根放在嘴里嚼，又香又辣又清凉。过了一会儿，肚子里咕噜咕噜地响，泄泻过后，身体全好了。他想这种草能够起死回生，我要给它取个好名字。因为神农姓姜，就把这尖叶草取名“生姜”。意思是它使自己起死回生，作用神奇。

我国在楚汉相争时期，汉高祖刘邦征战河南音山，身染瘟疫，久治不愈。当地百姓献方“生姜萝卜汤”，刘邦喝后病情大减，再喝即药到病除。

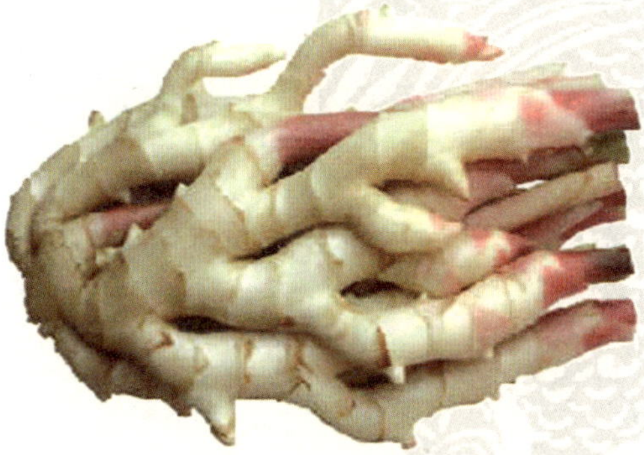

现代药理研究表明，生姜含有姜醇、姜烯、姜辣素等多种成分，具有解热、镇痛、抗炎、镇静、催眠、抗惊厥、兴奋心脏等作用，对伤风感冒、胃寒疼痛、寒性呕吐有很好的作用。其所含安叶油精、茴香菇、油树脂等物质，有刺激皮肤及毛发生长的作用，反复外搽患处，可治疗神经性脱发、斑秃等病证。

生姜既是药物也是食物。姜所含成分有增强和加速血液循环、刺激胃液分泌、兴奋肠管、促进消化的作用；其滤液能有效地抑制葡萄球菌、阴道滴虫和皮肤真菌；其油树脂物质在人体肠道内可阻止机体对胆固醇的吸收，加速胆固醇的排泄，降低人体血清胆固醇的水平；所含姜辣素对人体心血管中枢、心脏及呼吸中枢有兴奋作用，可使心跳加快、血管扩张、血流量加大，有利于改善心肌供血，是心血管系统的有益保健品。

生姜作为调味品可解腥、开胃，有一定的防癌、强心、抗炎、抗过敏、预防胆结石和软化血管、改善血液循环等功用，正是“姜开胃，蒜败毒，常吃萝卜壮筋骨”。通常，我们吃螃蟹的时候总要蘸一些姜汁，不光是为了调味，也有防止中毒的功效。

生姜除可加工成各种风味食品外，也可单独做菜，如切丝凉拌食用；可切成丝、片或姜末作为肉类、禽类、水产类菜肴的烹料；另外，生姜汁也可作为饮料中的调味剂，可配以开水、酒、醋或甘蔗汁饮用。

小贴士

阴虚内热、内火偏盛及多汗的人忌食；肝炎、糖尿病、干燥综合征者忌食；患有目疾、痈疮和痔疮的人不宜多食久食；怀孕妇女不可多食；烂姜不可食。

（丁庆新）

大蒜是个宝，常吃身体好

俗话说：常吃一点蒜，消毒又保健。大蒜是使用率最高的调味品之一，不仅能增加菜肴和汤类的香味，还能防治多种疾病。

西汉昭帝年间，昌邑王的儿子病了，他浑身肿胀、腹痛难忍，昌邑王心疼儿子，命太医院会诊。太医院主持带领全体太医进入王子卧室，一致认为是中了蛊毒，入内已深，用药无效，昌邑王气急，一连杀了几个太医。

太医院有一个王太医，是东缗县（即现在的金乡县）人，自会诊之后，他愁眉不展，寝不安枕，食不甘味，翻遍古籍，苦不得方。太医院主持被斩之后，他更加颓丧和恐慌，心想："主持之学高我十倍，他尚且不行，我等何能为之？"

昌邑王把王太医叫到银安殿，说："六名太医个个办事不力，都被我杀啦。现在王子的病由你主治，如再不尽心尽力把王子的病治好，我同样处置你。"

王太医回到府第，遍阅各太医的方剂，各有所长，他来了个取长补短。蛊者血虫也，蒜有杀虫之能，王子腹痛，蒜能止之，用蒜佐食，再用药攻之，定能奏效。王太医心中有数了，便精神大振。第二天一早，他携带蒜头进了王宫。诊视已毕，与自己预料不差，就告诉侍女，每天早、中、晚劝王子各吃一头蒜。然后调好方剂，亲自煎煮。又到膳房，找到大师傅，吩咐每日给王子进膳时以蒜为佐料，就这样吃蒜服药，10天王子停止了腹痛，饮食剧增。

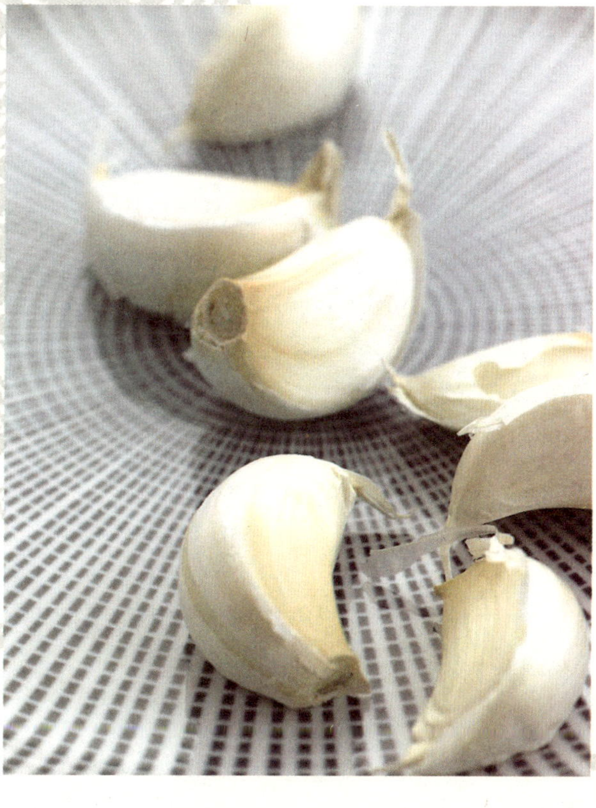

30天还没到，王子骑马打猎去啦。昌邑王非常高兴，立即传旨，王太医再升两级，为太医院主持，又封赏了膳房大师傅和王子的侍女，并传旨王宫进膳常以大蒜为调

料，还派大臣去国内各县，令各县种蒜、吃蒜，以防病治病。就这样，蒜在昌邑国传开了。

中医认为，大蒜具有通五脏、过诸窍、消痈肿、化积食和杀菌散寒的功效。大蒜中的植物杀菌素可抑制和杀灭消化道多种病菌、病毒，故有“只要三瓣蒜，痢疾好一半”的说法。

大蒜功用有很多：“吃蒜瓣、降血脂”，大蒜甙和大蒜油中的硫化合物，可防止高脂肪饮食所引起的高血脂、高血压病，清除脂质在血管内壁的积悬，具有抗动脉硬化的作用；可缓解心脏冠状动脉栓塞引起的心绞痛；可提高血糖中的胰岛素水平，降低血糖；还能放慢人体各器官细胞特别是皮肤细胞的老化过程，增强机体整体免疫力，具有显著的抑制肿瘤生长的效果。此外，大蒜素与维生素B_1结合成“蒜胺”，可促进葡萄糖转化为能量满足大脑的需要，具有健脑作用。所以大家常说：“大蒜是个宝，常吃身体好”。

大蒜既可生食，也可捣汁或切碎在凉拌菜或炒菜时使用，用量以每日食用3~4瓣或隔日食用一次为宜。若将大蒜切成薄片或细丝，蘸着酱油、醋、香油食用，不仅利用率高，对人体也无不良影响。

小贴士

大蒜辛辣，不可多食，以免对心、肝、肾起副作用；有目疾、口齿喉疾病者忌食；胃溃疡、便秘患者忌食；易长青春痘者慎食；肾炎患者慎食。

食用大蒜后，口气中会有让人尴尬的异味，此时只需嚼食少量茶叶便可免除。

（丁庆新）

山药功效真奇妙

山药又称淮山药、薯蓣等，味甘性平，山药可做主粮，也可做菜食，有“男人的加油站，女人的美容院”之美称。

古时候，焦作有一个小国，叫野王国。野王国很小，常被一些大国欺负。

一年冬天，一个大国派军队入侵野王国，野王国的将士们虽然拼死奋战，但终因寡不敌众而失败。打了败仗的军队在敌人的追赶下逃进了深山老林。恰巧这时下起了大雪，大国的军队觉得山中峰高沟深，易守难攻，便不再追赶，只是封锁了所有的出山道路，想把野王国的军队困死在山中。

大雪纷飞，天寒地冻，逃进深山的将士们饥寒交迫，许多人已经奄奄一息。正在这绝望之际，一位士兵抱着几根树根样的东西跑来，说是在地里挖的，甜甜的，能吃。将士们一听说有东西可以吃，便立刻和那位士兵一起去挖那种植物的根茎。那种植物漫山遍野都是，士兵们刀剑并用，很快就挖了一大堆。大家饱餐后，顿觉体力大增。过了一段时间，伤兵们的伤也相继痊愈，就连吃那种植物的藤蔓和叶子的战马也变的强壮无比。就这样坚持了一个多月，在敌人以为野王国将士即将全部冻饿死尽的时候，将军一

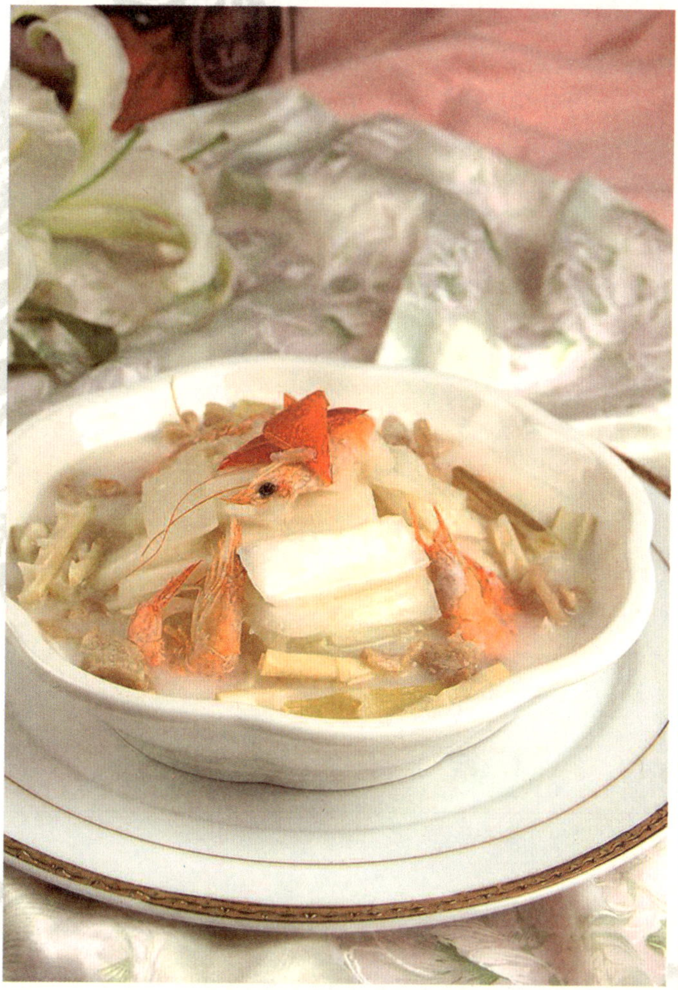

声令下，士兵们如猛虎一般冲出山林，夺回了失地，保住了国家。

后来，将士们为了纪念这种植物，给它取名“山遇”，意思是绝望时在山中遇到的东西。随着更多人食用这种植物，人们发现它具有治病健身的效果，遂将“山遇”改名为“山药”。

据《神农本草经》记载：山药久服耳聪目明，是食补和药补上品。

民间有“气短体虚弱，煮粥加山药”的说法，传统中医认为：山药味甘、性平，具有补气养阴、补脾肺肾、固精止带等功效，对肺虚咳嗽、肾虚遗精、小便频数等症有很好的疗效；小儿遗尿者可多食山药。而且，山药中的消化酶对长期腹泻、食欲不振者有一定的作用。六味地黄丸、金匮肾气丸中均含有山药。

现代研究发现，山药所含的皂甙是激素的原料，而其所含的多巴胺，具有扩张血管、改善血液循环的重要作用。山药能增进食欲，改善人体的消化功能；其所含淀粉酶又称消化素，能分解成蛋白质及碳水化合物，有明显的滋补作用。有言：“今日进补山药露，明春抖擞去耍虎”。

山药可有多种吃法：可与小米、粳米煮粥食用。山药 30 克，鸡蛋 2 个，大米 120 克。大米淘净下锅，加入山药同煮，起锅前蛋黄打散倒入粥中搅匀即得山药鸡蛋黄粥。同法可做山药莲子葡萄粥、山药桂圆荔枝粥等。淮山药与鸡肉（或排骨），用高压锅煨煮，加入适当佐料，即为山药鸡汤（山药排骨汤）。将山药与扁豆、陈皮丝末及枣肉同蒸，即得山药扁豆糕。

小贴士

山药有较强收敛性，大便燥结者不宜常食；有肿胀、气滞各种症状者忌食。

（丁庆新）

五谷加大枣，胜似灵芝草

大枣富含维生素C，每百克鲜枣含量高达400～600毫克，为百果之冠，故有“天然维生素丸”之称。

当年神农顺着太行山一路北行，出了象谷口，见象水阻路，只好西行。口干舌燥、肚腹鸣叫时，发现远处一村庄形似展翅的凤凰，又见南山坡上果树连片，走到近前才看清果树被长满小刺的灌木包围着，树上的果实不易采摘。饥饿的神农看到灌木小刺中间有不多的红色小果，便摘下几个，入口才知道香脆可口、甘甜清醇，吃过许多不再有饥渴之意，不再对园内果实奢望。刚准备上路，见园主来到，神农将自己的发现告诉了园主，给小树起名为枣树，果实为红枣。建议园主和村民，不要将枣树作为一般的灌木，应该好好培养，使之进化。

此后枣树不断演化终于成了今天多品种、高品质遍及北方的主要经济作物。

当年的那个村庄得益于红枣的收益，越来越富，得名里美庄，老园主的名字也成了响当当的品牌——“老满红”。

俗话说：大枣是个宝，常吃人不老。每日两三个，健身益寿好。《本草注》中记载：红枣性温、味甘，补脾和胃、益气生津、调营养、解药毒，主治胃虚食少、脾弱便溏、气血不生。

红枣有促进肝脏合成白蛋白的功能，可调整白蛋白、球蛋白比例，纠正白蛋白、球蛋白比例倒置，所以适合慢性肝炎、肝硬化之人服食，也可减少其他药物

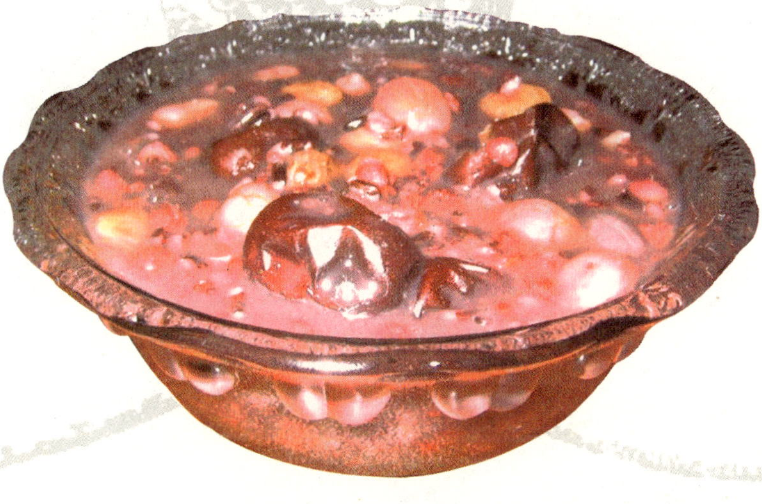

对肝脏的损害。红枣中含环磷酸腺苷，可扩张血管，增强心肌收缩力，改善心肌营养，对治疗心血管疾病有一定的好处；若与鲜芹菜根同煎服，对降低胆固醇有一定的效果。

红枣可与糯米或粳米一起做成粽子、枣花糕、枣发糕；与面粉一起可做枣子馍、枣泥月饼、枣子绿豆馅包子；可将红枣、红薯、莲子、赤豆、白糖、粳米等一起煮粥；可加工成蜜枣、枣酒等。病后、产后体虚乏力可用红枣、桂圆各10～15枚，煎汤，分两次当点心食用。红枣120克，花生衣6克，浓煎后每日服3次，可治疗血小板减少症。

小贴士

急性肝炎、牙齿疼痛及小儿疳积或寄生虫病儿忌食大枣；糖尿病患者不宜多食；大枣与葱同食会令人五脏不和。

（丁庆新）

常吃猕猴桃，浑身不知劳

猕猴桃又名毛桃、藤梨，因其维生素C含量在水果中名列前茅，一颗猕猴桃能提供一个人一日维生素C需求量的两倍多，故被誉为“维C之王”。

相传古代，南方林区，野生一种果树，每年8～10月，果实成熟呈椭圆形，果皮有黄褐色绒毛，外貌丑陋，人们认为野果含毒，都蔑视之。

有一年，山里人意外地发现，野果成熟时，前一天还亲眼看到野果满树，第二天却只剩下光秃秃的树杆，且地上也无野果落下。人们顿感疑惑，心想：这么多野果哪里去了呢？

第二年，野果成熟时，山里人日夜轮流值班，观其究竟。一天夜里，正是夜深人静之际，在暗淡的月光下，人们发现，一群群猴子从四面八方奔跑而来，纷纷往果树上爬，你抢我夺地摘采野果。边摘边吃，一时间把野果抢摘一空。人们纷纷议论：这种不经看的野果，猴子怎么如此爱吃？

第三年野果成熟时，山里人说，此野果既然猴子能吃，难道我们不能吃吗？

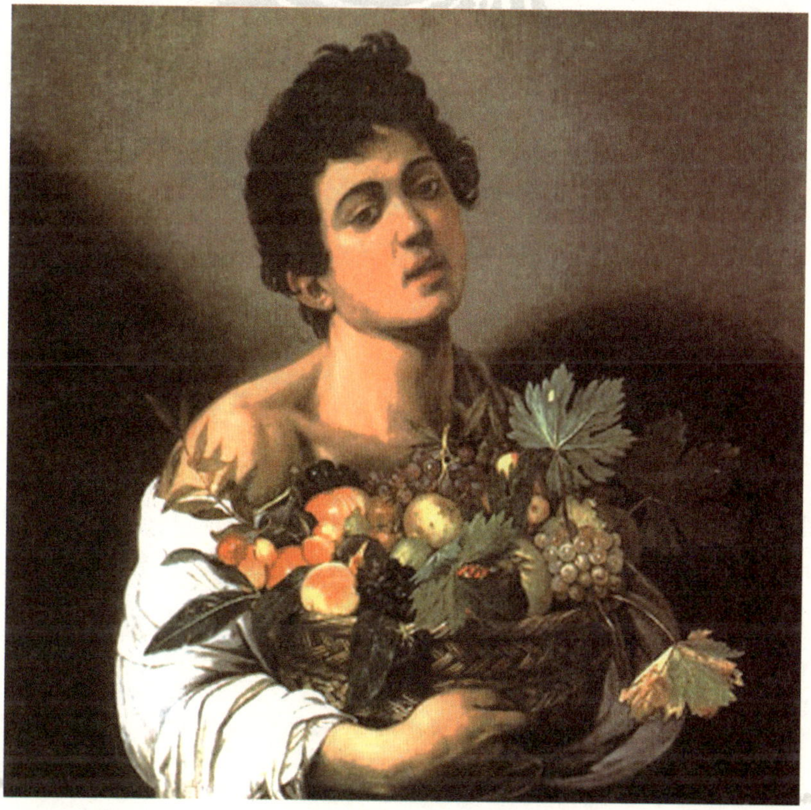

于是，大家去摘了品尝，先剥去果皮，只见肉色碧青如玉，送进嘴里尝试，酸甜可口，非常好吃。

数年后，自从吃了野果，原来多生毛病的人不病了，原来身体羸弱不堪的变得强壮起来了，年老体弱者也变得身轻长寿了。于是大家把这种野果视为仙果、珍果。但这种野果没有名字，于是山里人开了个会，专门讨论给野果取名。会上一位老人建议：这种野果猴子最爱吃，颜色形态又极像猴子之容貌，而这种猴子属猕猴类，这种野果属桃科果类，称它为“猕猴桃”吧。通过讨论，大家一致认为这个名字取得好。其后，一代一代传下来，所有历代本草书籍，乃至当今国家出版的工具书《中药大辞典》，都将“猕猴桃”作为全国通用的名称。

最新的医学研究表明，成人忧郁症有生理学基础，它跟一种大脑神经递质缺乏有关。猕猴桃中含有的血清促进素具有稳定情绪、镇静心情的作用，另外它所含的天然肌醇，有助于脑部活动，因此能帮助忧郁之人走出情绪低谷。猕猴桃中有良好的膳食纤维，它不仅能降低胆固醇，促进心脏健康，而且可以帮助消化，防止便秘，快速清除并预防体内堆积有害代谢物。

中医认为，猕猴桃甘酸性寒，能够解热除烦，止渴利尿。常吃烧烤食物能使癌症的发病率升高，因为烧烤食物下肚后会在体内进行硝化反应，产生出致癌物。猕猴桃中富含的维生素 C 作为一种抗氧化剂，能够有效抑制这种硝化反应，防止癌症发生。所以如果你禁不住美食所惑，或者因为应酬不得不“烤”一顿，那么建议你饭后吃上一颗猕猴桃。

猕猴桃可去皮后直接食用，也可在猕猴桃汁中加适量水、白糖和香蕉丁、苹果丁一起煮沸后，用水调淀粉勾芡食用。

小贴士

猕猴桃性质寒凉，脾胃功能较弱的人食用过多，会导致腹痛腹泻，所以脾胃虚寒的人应少食；由于猕猴桃中维生素 C 含量颇高，易与奶制品中的蛋白质凝结成块，不但影响消化吸收，还会使人出现腹胀、腹痛、腹泻。故食用猕猴桃后一定不要马上喝牛奶或吃其他乳制品；月经过多和先兆流产的病人也应忌食。

（丁庆新）

一盘蟹，顶桌菜

螃蟹种类可达500余种，螃蟹不但味奇美，而且营养丰富，是一种高蛋白的补品，对滋补身体很有益处。

相传，夏禹治水时，授命巴解督工。每每秋粮收获在望，总有八足双螯的水虫“袭禾伤人”，夜间营地举火照明，那“夹人虫”更是“若紫云压城”。巴解设谋除害，筑城挖濠，并灌以沸水。水虫再来时，“越濠而尽皆烫死”，尝后味道鲜美，“夹人虫”就成了珍馐。后人为纪念巴解，在“解”字下面加上“虫”，称之为“蟹”。

螃蟹含有丰富的蛋白质、微量元素等营养物质，对身体有很好的滋补作用。近年来研究发现，螃蟹还有抗结核作用，吃蟹对结核病的康复大有裨益。一般认为，药用以淡水蟹为好，海水蟹只可供食用。中医认为螃蟹有清热解毒、补骨添髓、养筋活血、通经络、利肢节、续绝伤、滋肝阴、充胃液之功效。对于瘀血、损伤、黄疸、腰腿酸痛和风湿性关节炎等疾病有一定的食疗效果。

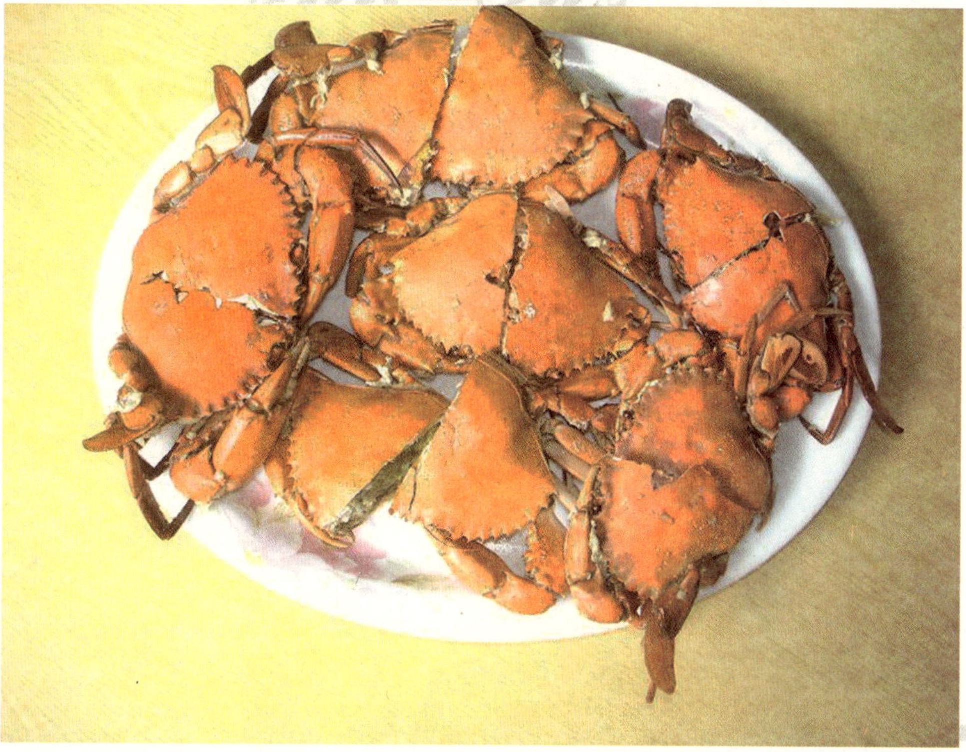

下面推荐两种螃蟹的做法：

煮蟹法：洗净蟹后，置入盛满滚水的锅内，加大姜一块，猛火煮之。一般半斤以上的20分钟，半斤以下的15分钟。

蒸蟹法：水烧至大滚时，将蟹肚朝天放入蒸笼中，上置洗净抹干之紫苏叶，蒸15～20分钟。

蘸料：用一碗半醋，三碗半酱油，六匙砂糖，姜四节剁碎放入水中炖20分钟即可。

小贴士

螃蟹性咸寒，又是食腐动物，所以吃时必蘸姜末醋汁来祛寒杀菌，不宜单食。螃蟹的鳃、沙包、内脏含有大量细菌和毒素，吃时一定要去掉。不能食用死蟹，因为死蟹体内含有大量细菌和分解产生的有害物质，会引起过敏性食物中毒。醉蟹或腌蟹等未熟透的蟹不宜食用，应蒸熟煮透后再吃。存放过久的熟蟹也不宜食用。蟹肉性寒，不宜多食，脾胃虚寒者尤应引起注意。不宜与茶水同食，吃蟹时和吃蟹后1小时内忌饮茶水。蟹肥正是柿子熟的季节，应当注意忌蟹与柿子混吃，俗语说："吃完螃蟹再吃柿，马上就去见玉帝"。

某些病人不宜食用：患有伤风、发热、胃痛以及腹泻的病人，消化道炎症或溃疡、胆囊炎、胆结石症、肝炎活动期的人都不宜食蟹；患有冠心病、高血压、动脉硬化、高脂血症的人应少吃或不吃蟹黄，蟹肉也不宜多吃；体质过敏的人不宜吃蟹；蟹肉寒凉，有活血祛瘀之功，故对孕妇不利，尤其是蟹爪，有明显的堕胎作用。

（丁庆新）

女人不可百日无红糖

医学专家提醒：红糖具有独特的滋补保健功效，尤其是女人更不可“百日无红糖”。

“妇女不可百日无糖”，指的就是红糖。曾有一个女青年，因长期患病，身体瘦弱，体重不足50千克。她怀孕后思想负担很重，担心自己承受不了。医生采用中国传统的食疗方法，设计以温热补虚寒的“对症之食”：给她吃糯米酒酿打鸡蛋以及加有红糖和芝麻的小米粥等食物，结果不仅产下了健康的婴儿，而且身体比产前还结实健康，她产后坚持哺乳，婴儿也发育良好，活泼健康。

早在日本江户时代，红糖就受到了当时歌女的青睐。据说，当时京都的一名歌女，不仅舞技高超，更因其皮肤细腻、面无瑕疵而名噪一时。后来，同伴们发现，她每天休息时都喝红糖水或用红糖敷面，于是纷纷仿效，不久果然发现身体备感舒适，皮肤也变得光洁柔嫩了。自此，这一特殊的美容方式在日本女子间不胫而走，并广受欢迎。现在在日本，甚至出现了以“美食同源”为名开设的用红糖美容的专科医院。

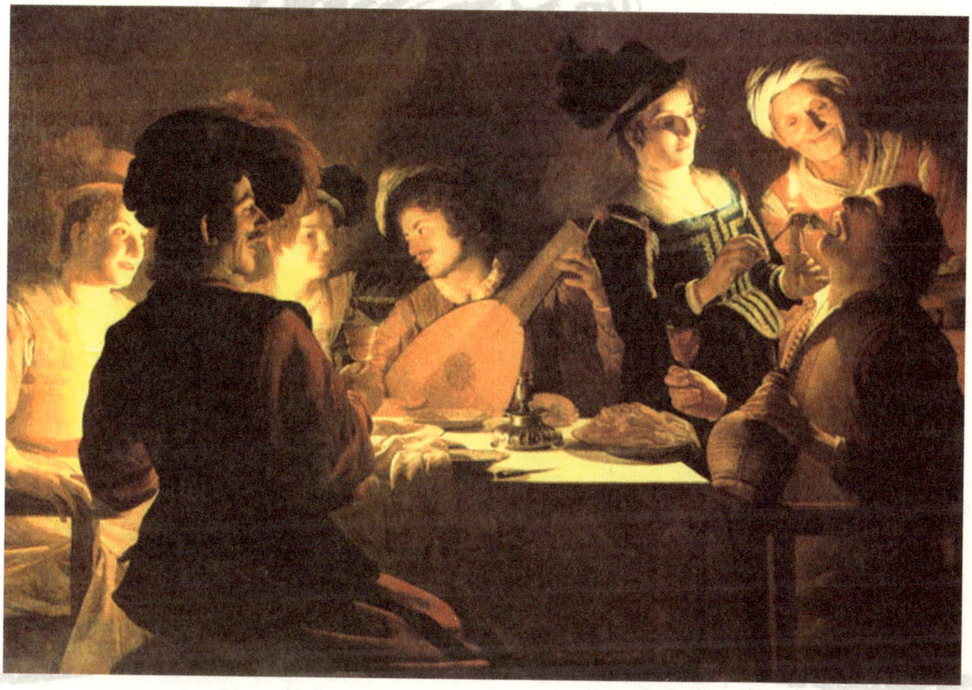

唐《新修本草》中有如下记述："……取法以为砂糖，甚益人"；明代李时珍撰著的《本草纲目》记载：砂糖"和脾缓肝、补血、活血，通瘀以及排恶露"。中医营养学认为，性温的红糖通过"温而补之，温而通之，温而散之"来发挥补血作用。

据资料记载，1 千克红糖含钙 900 毫克、铁 100 毫克，而钙、铁又是人体必需的矿物质与微量元素。2000 年在全国营养学术会议上，专家指出：用原子荧光谱仪测定发现红糖含有十分丰富的微量元素，其中有些微量元素具有强烈刺激机体造血的功能。

中医认为妇女产后身体多瘀（循环不畅），且八脉空虚，致腹痛。凡偏瘀者，医生常处以生化汤、失笑散或金铃子散，并嘱在药煎好后以红糖调服，目的在于利用红糖"通瘀"或"排恶露"的作用而达到止痛的目的。

女性月经后若感觉精神较差，脸色不太好，可以在每天中午午餐前，饮食一杯浓度为 20% 的红糖水。症状稍重者，可在晚餐前加饮一杯，并坚持一星期。

年老体虚者也应经常食红糖，除了红糖水，还可通过吃糖煮荷包蛋、喝红糖糯米酒、糖茶，来摄取红糖。

（丁庆新）

图说行为决定健康

第三单元

戒烟限酒

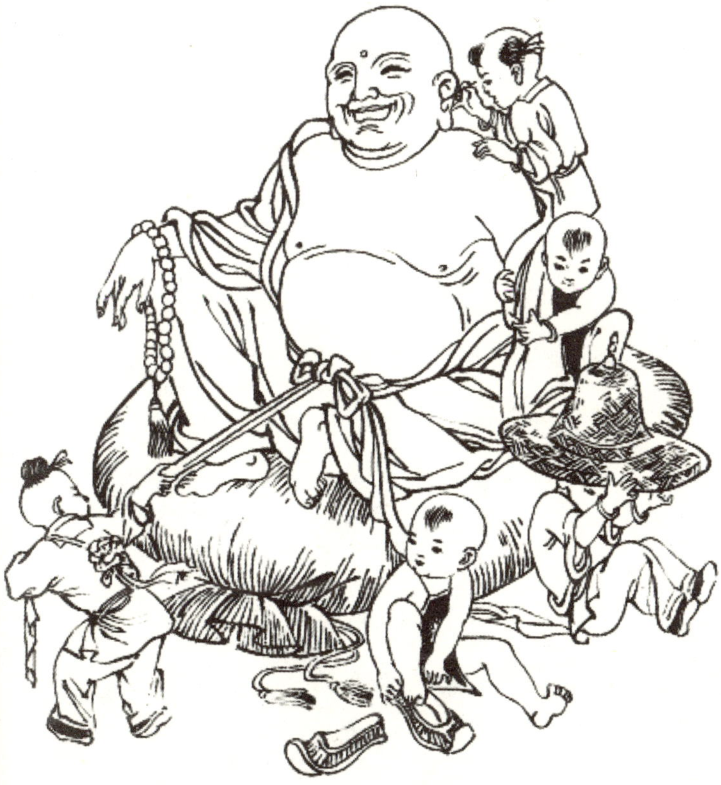

有这么句话："男人不吸烟，枉在世上颠；男人不喝酒，枉在世上走！"

现在吸烟喝酒不仅是男人的专利了，随便找个饭店，就能看到酣畅淋漓的饮酒者，屋子里也是烟雾袅袅，不分男女，大家都在挥霍和透支着身体，不醉不归。

烟酒真的如此重要？

烟酒能麻醉人的灵魂，但无法取代生活的真实；烟酒可以暂时找到快乐和满足，却无法获得生命的充实和成就。适度饮酒，戒除烟草，生命更健康。

点燃一根烟，烧掉的是什么

“星星之火，可以燎原”，一个烟头足可以烧掉一片森林，当你吸烟时，是否想到身体正像一片被你点燃的森林一样正处于十万火急的“熊熊大火”中呢？

我国每年消耗的烟草占世界销售总额的三分之一以上，吸烟者约3.5亿人，每年有100多万人死于烟草相关的疾病。

香烟烟雾中，已被证实的致癌物质约有40余种。

吸烟者患肺癌的危险性是不吸烟者的13倍。肺癌死亡人数中的85%是由吸烟造成。开始吸烟的年龄越小，吸烟时间越长，吸烟量越大，患肺癌的机会越多。

吸烟可引起慢性支气管炎，造成慢性阻塞性肺病，最终导致肺源性心脏病，吸烟者患慢性支气管炎较不吸烟者高2至4倍。

吸烟者喉癌发病率比不吸烟者高十几倍。

吸烟者的口腔癌、食管癌、唇癌发病率比不吸烟者高4至5倍。

尼古丁还有降低性激素分泌和杀伤精子的作用，使精子数量减少、形态异常和活力下降，造成男子性功能减退和障碍，导致男性不育症。妇女吸烟会引起月经紊乱、受孕困难、宫外孕、雌激素低下、骨质疏松、更年期提前。烟雾中的致癌物质还能通过胎盘影响胎儿。

被动吸烟者所吸入的有害物质浓度并不比吸烟者低。吸烟致癌患者中的50%是被动吸烟者。经常在工作场所被动吸烟的妇女，其冠心病发病率也高于在无烟雾工作场所工作的妇女。

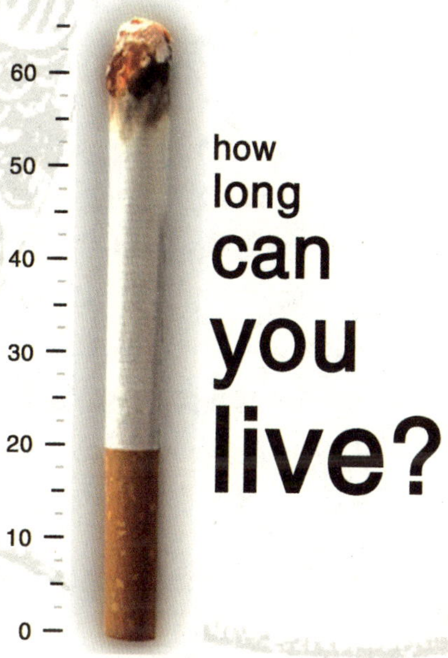

看到以上数据，联系电视上不断报道的抽烟引发火灾的新闻，吸烟的危害可以说“罄竹难书”。小小的烟头，很多人无视它的危害，但“星星之火可以燎原”，一个烟头的后果可能是无数财产、生命的毁灭或死亡。现实的火灾着实让人震惊，能引起人的高度警惕，而你身体内看不见的“火灾”呢?

在点燃一根烟的时候，请设想一下，你就像在身体组织上投下了一个烟头的火种，身体的免疫系统会充当消防员，与火作战，最终可能把火熄灭，确保损伤的最小化。问题是当你每天都习惯于“乱扔很多烟头”的时候，就把身体放在了“水深火热”、“狼烟四起”的危险中，想一下，你的身体内还有多少“树木”能够经得起不断的毁灭和“绿色”复苏，你的免疫系统还能应付由你不断亲手点燃的“四面大火”吗?

小贴士

1987年5月6日，我国大兴安岭地区发生了罕见的特大森林火灾，史称“大兴安岭5·6特大森林火灾”，火灾面积100万公顷，其中森林面积65万公顷，烧毁贮木场存材75万立方米，直接经济损失约5亿元，数百人死伤，5万多人痛失家园。这场火灾直接原因是清林人员违章作业和吸烟。

2004年2月15日，吉林市中百商厦伟业电器行某雇员不慎将吸剩的烟头掉落在仓库地上，在并未确认烟头是否被踩灭的情况下离开了仓库。烟头引燃仓库内的可燃物后，引发火灾，造成54人死亡、70人受伤、直接经济损失400余万元的严重后果。

2006年1月23日，北京西城区某一住宅区房间突然起火，一名正在床上睡觉的男子被烧死。死者亲属说，事故原因为死者将未熄灭的烟头扔在沙发上。

2007年4月30日，大兴安岭罕诺河管护区草甸森林火灾，过火总面积约104平方公里，林地面积约83公顷被毁。据犯罪嫌疑人交代，起因是当日他将吸剩的烟头随手弹在草丛中，发现后大火已经无法控制。

2009年2月12日，福建沙县发生森林大火，烧毁面积超5000亩，殃及两家企业以及少量民宅，福银高速公路大年岭隧道路段、205国道沙县后底至青州路段封闭和鹰厦铁路三明段暂停运营，3个村、两所学校、600余人被转移。据调查，这次森林火灾是由于当地一农民在山上吸烟，乱丢烟蒂引起的。

（段熙明）

戒烟先戒心

戒烟难，难于上青天。戒烟易，关键靠毅力。

1989年邓小平辞去中央军委主席的职务以后，出于健康考虑，他开始戒烟。对于一个有长期“烟史”的人来说，戒烟无疑是一件艰难的事。刚开始时，烟瘾上来了，邓小平似乎觉得心里发慌，又似乎觉得若有所失。为不使戒烟半途而废，他就吃鱼皮花生，以求转移注意力。一天，两天，两个月……他逐渐把烟戒掉了。

由于毛泽东吸烟时间太长，戒烟经过了一个艰难的历程。起初每当烟瘾发作时，便抽出一根烟来衔在嘴里，或在手里不断地摆弄着，或偶尔放到鼻前闻一闻。有一次，周总理同情地说：“主席，您实在熬不住就抽一根吧！”毛泽东闻言大笑，马上将烟放下：“恩来，我已经戒了嘛，不抽了！”经过很长一段时间的煎熬，毛泽东终于告别了香烟，直到去世都没有再抽一支烟。

吸烟危害多多，好多人说“戒烟吧！”但谈到戒烟，牢骚就来了，“不是不想戒，是戒烟太难了”，“我这个月已经戒过三次了，但每次都是‘戒完再吸，吸完再戒’”，戒烟为何如此困难呢？

烟民往往有烟瘾，这主要是尼古丁作用的后果。尼古丁是一种存在于茄科植物中的生物碱，为烟草的重要成分。尼古丁会使人上瘾或产生依赖，人们通常难以克制自己，可以说烟草中含有的尼古丁是使许多吸烟者无法戒掉烟瘾的重要原因。

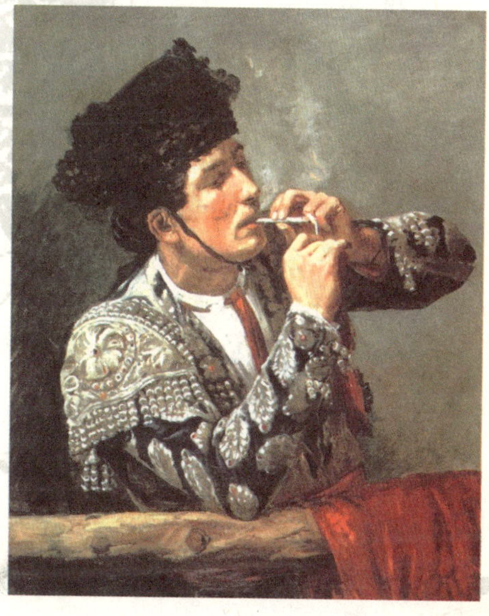

尼古丁作用就像麻醉剂，开始吸食时并不适应，会引起胸闷、恶心、头晕等不适，但吸烟时间长了，血液中的尼古丁达到一定浓度，刺激大脑并使各器官对尼古丁产生依赖，此时烟瘾就缠身了。若结束吸烟，会出现烦躁、失眠、厌食等所谓的“戒断症状”。加上很多吸烟者对烟草有一种心理上的依赖，以为吸烟可以提神、解闷、对抗倦怠等，所以烟瘾越来越大，很难戒除。

但吸烟是可以戒除的，戒除的关键是要摆脱心理上对烟草的依赖。除了认清吸烟的坏处和保持顽强的毅力外，专家还提出了一些有效的帮助戒烟的建议：

（1）戒烟从现在开始，完全戒烟或逐渐减少吸烟次数，通常3～4个月就可以成功。

（2）丢掉所有的香烟、打火机、火柴和烟灰缸。

（3）避免接触往常吸烟的场所或活动。

（4）餐后喝水、吃水果或散步，摆脱饭后一支烟的想法。

（5）烟瘾来时，要立即做深呼吸，或咀嚼口香糖，避免用零食代替香烟，否则会引起血糖升高，身体肥胖。

（6）坚决拒绝香烟的引诱，经常提醒自己，再吸一支烟足以令戒烟的计划前功尽弃。

绝大部分的戒烟者在开始戒烟时可能会出现一些常见症状，如失眠、疲乏、无法集中精神、头痛、便秘、腹胀、胃痛等，都属于正常情况。下面几条建议可以帮助你度过戒烟最难熬的前几天：

（1）两餐之间喝6～8杯水，促使尼古丁排出体外。

（2）每天洗温水浴，忍不住烟瘾时可立即淋浴。

（3）在戒烟的5日当中要充分休息，生活要有规律。

（4）饭后到户外散步，做深呼吸15～30分钟。

（5）不可喝刺激性饮料，改喝牛奶、新鲜果汁和谷类饮料。

（6）尽量避免吃家禽类食物、油炸食物、糖果和甜点。

（7）可吃多种维生素B族，能安定神经除掉尼古丁。

过了最初5天可按照下列方法继续保持“无烟”的好习惯：

（1）饭后刷牙或漱口，穿干净没烟味的衣服。

（2）用钢笔或铅笔取代手持香烟的习惯动作。

（3）将大部分时间花在图书馆或其他不准吸烟的地方。

（4）避免到酒吧和参加宴会，避免与烟瘾很重的人在一起。

（5）将不吸烟省下的钱给自己买一份礼物。

（6）准备用2～3周戒除想吸烟的习惯。

正如某个笑话所说：“戒烟不难，我都戒了十几次了。”戒烟是对个人品质和毅力的考验，所以控烟人士总是强调：只要有毅力，不怕戒不掉。

（段熙明）

走出吸烟的“迷雾”

吸烟者说：“吸烟伤身，不吸伤心。”吸烟者未必知道，他们对吸烟的认识有许多误区，唯有改变认识，才能走出吸烟的“迷雾”。

看到同事兴致勃勃地吸烟，问其为何有此癖好，曰：“我吃喝嫖赌恶习全没，工资每月如数上交，家务全做，就剩下吸烟这个爱好了。”看那表情，这辈子就指着吸烟活了。或曰：“哥吸的不是烟，是寂寞。”

吸烟大多始于好奇与模仿，多数吸烟者养成吸烟习惯是在青少年时期，一方面出于好奇想去尝试。有一中学生说：“见哥们吸烟津津有味，我也想试试，我感到很新鲜！”此乃好奇心使然。另一方面，也有许多青少年把吸烟看作成人的标志，在他们眼里，吸烟是男子汉成熟的标志，是一种雄性力量的象征，而吸烟对健康造成的危害在他们看来又是那么遥远，于是由刚开始时的好奇模仿逐渐发展成为瘾君子。

所谓累了要抽，目的是放松；闲起来要抽，原因是无聊；碰到人要抽，目的是套近乎；一个人要抽，原因是寂寞。吸烟的理由就像摸起烟来点上火一样简单。

如果注意观察的话，你还会发现，一个人如果在生活中遭遇了挫折或打击，可能也会不断地吸烟或酗酒，以此作为一种逃避方式，以宽慰自己的心灵。这时他们就像把头埋在沙子里的鸵鸟一样逃避现实，无助于事情的解决。

对很多人来说，吸烟是一项特别的仪式，一种精神的寄托。那就难怪吸烟者会如此“迷恋”香烟，而戒烟者在碰到难题时会重燃“战火”。对这种“仪式”的依赖却是病态的，吸烟者未必知道，吸烟有许多误区。

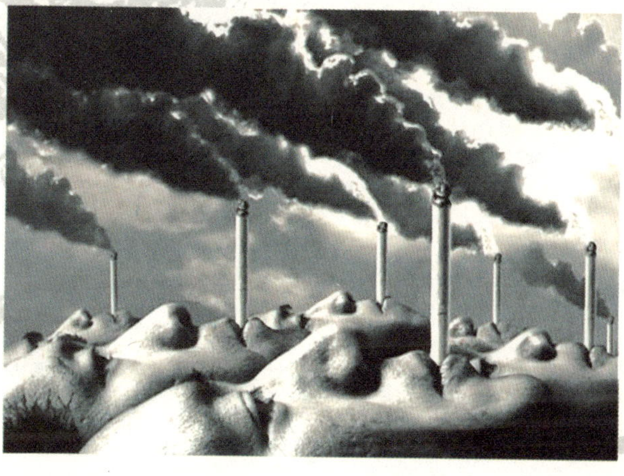

许多人说吸烟使人感到头脑清醒，精力充沛，这在某种程度上可能是对的，尼古丁随血液到达大脑后，可促使人体生成有兴奋作用的化学物质，因而使人获得了

短暂的清醒提神的效果；然而，随之而来的是长时间的疲惫、倦怠。

很多瘾君子认为吸烟是个人的习惯，与他人无关；事实上，吸烟害己害人，烟雾中排出的有害物质并不会自行消失，而是随空气一同被别人吸入，继续损害他人健康。

也有人存有侥幸心理，认同了一些“真实的谎言”，如“吸烟者众多，大多数并未得肺癌”，“有些人不吸烟照样得肺癌”等；他们没有想过的是，即使不得肺癌，生命与不吸烟时相比，也会大大缩短。

吸烟者只有改变认识的误区，才能走出吸烟的“迷雾”。

（段熙明）

女性吸烟，害处更大

女性吸烟者越来越多，而吸烟的女性却忽略了一个事实，烟草对女性危害更大。女性吸烟害人、害己、害后代。

我国吸烟与健康协会的统计资料显示，目前我国女烟民数量已达 3000 万，年龄主要集中在 15～45 岁，女烟民的总数和比例逐年递增并呈现低龄化趋势。《2010 年中国控制吸烟报告》指出，我国 15～24 岁女性吸烟率呈上升趋势，在重点监控城市上海，2002～2009 年，20～39 岁女性吸烟率从原来不到 2% 上升到 7.2%，8 年增长了约 3 倍多。

如今，吸烟已不再是男性的“专利”，越来越多的女性也加入了烟民的队伍。

吸烟对任何人都百害无益，这个道理多数人都懂。然而妇女特殊的身体结构和孕育生命的生理特点，导致女性比男性更柔弱、更敏感，所以吸烟可能对女性及其胎儿造成的伤害更大。有研究人员指出，同样的烟龄和频率，吸烟的女性更易受到烟草中有毒物质的伤害，女烟民的肺部会比男性更早受到损害，即使她们吸烟量较少，受到的危害还是比男性要大。如果一个女性每天吸烟和男性一样多，那么女性得肺癌的概率则是男性的 3 倍，肺功能的衰退也更严重，吸烟女性发生心肌梗死的危险性几乎是男性的 2 倍。

吸烟除了在危害的程度上存在差异外，对女性的特殊伤害还有：

（1）吸烟影响美容：吸烟的女性皮肤会衰老得更快，更早出现皱纹。这是因为烟草中的有害成分会不断侵害血管，造成皮肤营养吸收障碍，从而使皮肤衰老、失去弹性和光泽。

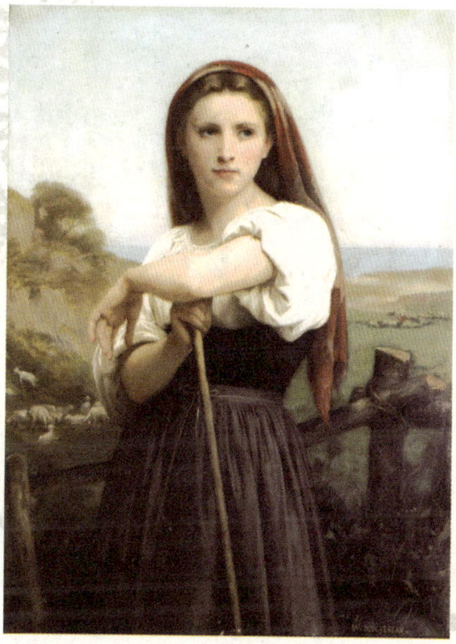

（2）易患妇科癌症：有调查显示，与不吸烟的女性相比，吸烟女性患乳腺癌的危险高 40%，患宫颈癌的危险高 14 倍，患卵巢癌的危险高 28 倍。

（3）生育能力下降：吸烟女性易患月经不调、过早绝经、宫外孕、不孕症等妇科疾病。有调查显示，与不吸烟的女性相比，每天吸烟12支以上的孕妇流产率、早产发生率都要高一倍以上。

（4）影响胎儿及婴儿：研究表明，吸烟的孕妇其胎儿畸形发生率是不吸烟孕妇的2～3倍。吸烟可以减少乳汁分泌，尼古丁还可随血液进入乳汁，对婴儿的健康造成威胁。如母亲每天吸烟10支以上，其孩子患中耳炎的概率为68%，远远高于不吸烟的母亲。吸烟母亲的孩子更难管教，成年后更具暴力倾向。此外，孕期吸烟对孩子生理、心理发育的影响至少持续到孩子11岁。现在美国就提出了“如果你怀孕了，请马上戒烟”的口号，孕妇不但不能吸烟，还应避免到烟雾较多的场所去。

吸烟的女性应认识到吸烟行为不仅严重危害到自己的健康，还会影响到子女，应尽快戒烟。吸烟的男性也需要懂得二手烟会给妇女和儿童的身心健康带来极大危害，要注意保护妇女和儿童，做一个不吸烟的绅士。

小贴士

年轻女性吸烟日益增多，已成为世界性问题，引起医学保健专家的忧虑。最近，美国匹兹堡大学医学院研究发现：女性吸烟不仅比男性吸烟更具有危险性，而且女性戒烟的成功率也低于男性。

女性戒烟难是一个新发现。研究认为，女性对环境中有关吸烟的暗示更为敏感，与朋友一起或在消极情绪及忧郁时很容易染上吸烟的坏习惯；多数女烟民比男性更易沉醉于吸烟时那种“舒服”感觉。女性戒烟难还表现在：她们戒烟时采用某些尼古丁替代疗法的效果不如男性，她们在应用尼古丁口香糖或类似戒烟贴片的成功率上低于男性，甚至完全无效。戒烟常会引起体重增加，有报道，女性戒烟时会出现比男性更可怕的体重增加，这有可能会动摇女性戒烟的信心。另外值得一提的是，戒烟需要一定的外在条件，社会（包括家人）对女性吸烟虽然反对，但在指导女性戒烟、为戒烟女性进行鼓励和提供有效的帮助方面，还做得很不够。比如，在女性戒烟时期，给予她关怀，并与之谈心，不要引起戒烟者生气和孤独，更不要在戒烟期间与她吵架和发生冲突。

摘自《大众健康报》

（段熙明）

二手烟，伤害不打折

自己不吸烟，就能避免烟草威胁吗？事实并非如此，二手烟危害远远大于我们的预期。

一个7岁小女孩在医院被查出为肺癌晚期，医生非常吃惊，因为7岁的孩子就患肺癌且发展到晚期的情况很少见。后来得知，小女孩的父亲烟瘾很大，每天吸两包烟，小女孩天天吸食二手烟，所以才会小小年纪就已病入膏肓。

被动吸烟，又称为间接吸烟，是指不吸烟者在吸烟者所造成的烟气环境中，被迫吸入烟气的过程，也就是我们俗称的“二手烟”。

吸烟的坏处众人皆知，而二手烟的危害却往往被人忽视。日常生活中，即使我们可以保证自己不吸烟，却无法完全避免烟雾，成为二手烟的受害者。当烟草危害吸烟者本身健康的时候，二手烟也在影响着非吸烟者的健康。除了对眼、鼻和咽喉的刺激外，二手烟也会明显地增加非吸烟者患上肺癌与心脏疾病的机会，严重损害人们的身体健康。

据我国一项对51万人吸烟情况的抽样调查结果，被动吸烟危害人数达40%，受害场地一是家庭，二是公共场所。在我国，被动吸烟的主要受害者主要是妇女和儿童，尽管大多数妇女儿童并不吸烟，但经常在家庭、公共场所遭受到二手烟的伤害。他们虽然没有直接吸食香烟，可是呼吸进入体内的二手烟，对身体造成的危害甚至比吸烟者的危害更大。

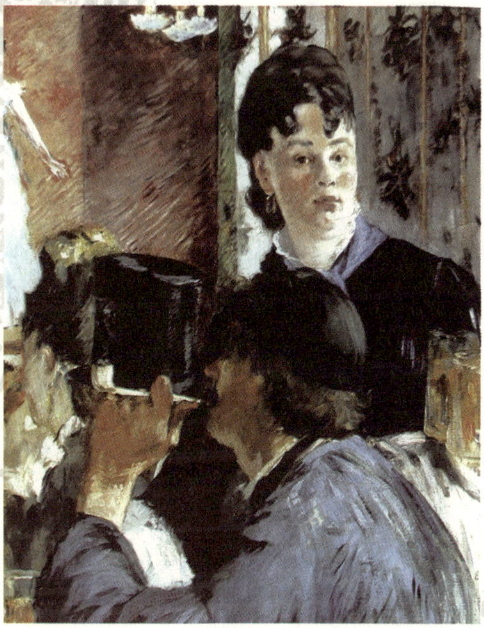

几乎以往所有医学研究都证实了这样的发现，不吸烟的妻子与吸烟的丈夫结婚，得肺癌的危险性明显增加，而且这种危险性与丈夫吸烟的严重程度呈正比。二手烟对孕妇、胎儿的健康所产生的负面影响也是医学界所公认的，可能引发孕妇发生妊高征、妊娠合并症等。同时，二手烟暴露从胎儿期开始即对胎儿的身体健康产生多方面的严重影响，可能导致胎儿畸形。

在数量庞大的被动吸烟人群中，最容易受到侵害的，是身体与心理正处于稚嫩期的儿童和青少年。据世界卫生组织估计，全球大约有7亿儿童呼吸的空气遭受二手烟雾污染，而其中有1.8亿在我国。同处二手烟环境，儿童所遭受的危害比成人更为严重。与成人相比，儿童自身的免疫功能还没有健全，防御功能与毒素代谢过程不如成人那么完善，有害物质比较容易积聚在体内。已有研究发现，被动吸烟可能引起儿童哮喘、中耳炎、呼吸系统感染甚至癌症等多种疾病，此外还会影响儿童身高、智力等的发育。

对于吸烟者来说，为了自己和家人、他人的健康，应立即戒烟。对于不吸烟的人来说，也要在公共场所设法避开那些“吞云吐雾者”，以免受到二手烟的侵害。如果已经遭受到二手烟的威胁，可以通过多吃富含胡萝卜素及维生素C的蔬菜水果来防癌抗癌，也可以通过多喝水，多排尿，多运动，多排汗，来加速排除体内的尼古丁等有害物质。

小贴士

个人如何拒吸二手烟：

（1）告诉别人和朋友，自己不喜欢吸烟。

（2）不要接受别人递上的香烟，要养成拒绝的习惯。

（3）不论身在何地，坚持选择“禁止吸烟区”。

（4）避免或减少在公共场所接触“二手烟”，利用法律来保护自己。《公共场所禁烟法》已颁布，人们完全有权利用法律来保护自身的利益。

（5）加大法律效力。可给报纸和卫生官员写信，督促公共场所达到无烟。

（6）确保孩子无论上学前，在学校或放学后都有一个无烟的生活环境。到无烟或设有无烟区的餐馆就餐。让吸烟者知道别人不喜欢他们在自己身边吸烟。

（7）让吸烟者知道他们身上发霉的烟味令人反感。

（段熙明）

防烟于未"燃"

青少年是祖国的花朵，保护青少年远离烟草，才能保证青少年的茁壮成长。

卫生部《2008年中国控制吸烟报告》指出，在我国1.3亿青少年中，吸烟者约1500万人，尝试吸烟者不下4000万人，而遭受二手烟危害的高达6500万人。目前，我国青少年吸烟呈现低龄化趋势，每天有8万左右青少年成为长期烟民，并且女学生尝试吸烟率和现在吸烟率均有上升趋势。

走在大街上，随处可见吸烟的青少年，并且吸烟者的年龄越来越小。

青少年的吸烟行为直接关系到成年后是否吸烟，大多数成人吸烟者都是从青少年时期尝试吸烟形成吸烟习惯的。研究表明，吸烟者开始吸烟年龄越早，就越难戒除，而20岁以前不吸烟，成人后吸烟的可能性会大大降低。此外，吸烟对青少年危害更大，青少年正处在生长发育期，各组织器官尚未成熟，对外界环境有害因素的抵抗力较成人弱，易于吸收毒物。吸烟妨碍身体的正常发育，损伤智力，易导致感染、弱视、性功能下降等。所以预防吸烟行为的发生应该把重点放在青少年时期，"从娃娃抓起"，防烟于未"燃"。

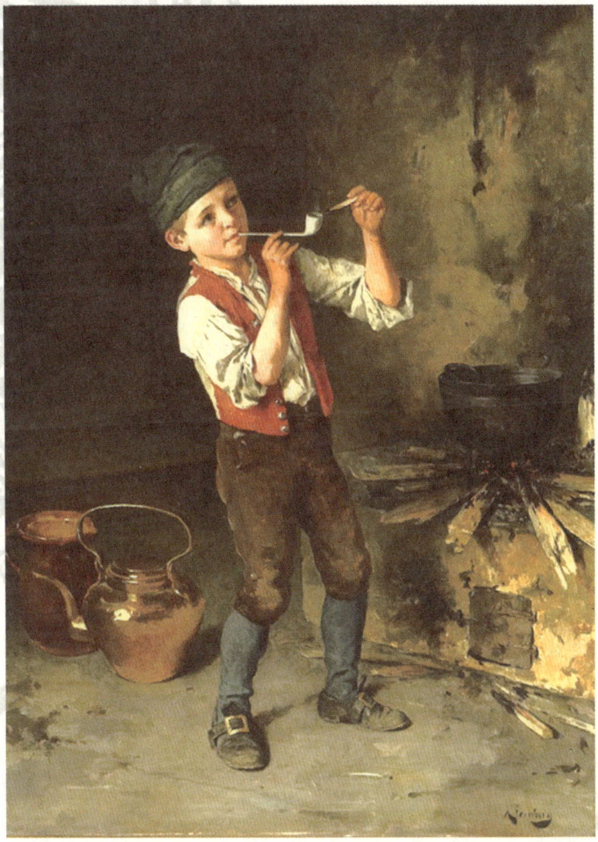

影响青少年吸烟的因素很多，有个人因素、同伴影响、成人榜样作用和社会风气、周围存在吸烟人群等，在很大程度上都可能诱发青少年的吸烟行为，特别是同伴中的吸烟者对青少年的影响更大。

要想杜绝孩子的吸烟行为，应该从家庭教育做起。

首先，父母要保证自己不吸烟。有调查显示，青少年的尝试吸烟率和家长的吸烟率之间存在很高的相关性。身教重于言教，对孩子吸烟行为管得再严，自己嘴里还吐着烟圈，难说有什么效果。

其次，注意与孩子沟通，有些家长忽略了孩子成长过程中的心理需要，在孩子遇到问题时不能得到父母的关心和帮助，于是到社会上寻找能倾诉、聊得来的朋友。如果遇到吸烟的同伴，再加上孩子的自控能力差，就容易染上吸烟的毛病。

再次，给孩子更多表达的机会，做一个“民主制家长”。青春期的孩子充满了好奇心，并且由于生理上的发育，会有一种已经“成熟”的心理错觉，逆反心理较重。这时应该重视孩子的意见，切勿独断和专制；否则一旦伤害到孩子的自尊心，孩子容易自暴自弃，吸烟行为就可能随之发生。

最后，当发现孩子有尝试吸烟行为时，要学会平心静气地和孩子沟通，倾听孩子的心声，取得孩子的信任。不要试图通过唠叨或劈头盖脸的教训来达到效果，只有走进孩子的情感世界后，家长的劝告才能被孩子接受，控烟的干预行为才能起效。

（段熙明）

红酒与健康

古人说酒，今人说酒，酒之功过谁又能说透；古人爱酒，今人爱酒，个中滋味，唯有饮者心中留。

中国古代医学巨著《本草纲目》记载：葡萄酿酒，暖腰身，驻颜色，治补血，耐寒。最近，美国科学家发现了这样一个现象：和他们饮食习惯非常相近的法国人心血管疾病发病率远远低于美国人，而两国之间饮食习惯上唯一明显的区别就是，法国人比较喜欢喝葡萄酒。于是科学家们对葡萄酒重新进行了分析，结果发现葡萄酒里竟含有大量的维生素、蛋白质和多种氨基酸。他们还在葡萄酒里发现了一种叫做单宁酸的物质。

下面我们就从医学的角度介绍一下，饮用红葡萄酒的好处。

第一，延缓衰老。人体跟金属一样，在大自然中会逐渐“氧化”。人体氧化的罪魁祸首不是氧气，而是氧自由基，它很容易引起化学反应，损害体内重要的生物分子结构，使各组织、器官的功能受损，促进机体老化。红葡萄酒含有较多的抗氧化剂，可以帮助我们清除体内蓄积的氧自由基，所以，喝葡萄酒不单纯是预防疾病，要是长期喝的话，能够延缓衰老。

第二，预防心脑血管病。红葡萄酒能使血中的高密度脂蛋白升高，而高密度脂蛋白能有效的降低血胆固醇，防治动脉粥样硬化，是冠心病的保护因子，俗称“血管清道夫”。不仅如此，红葡萄酒中的多酚物质，还能抑制血小板的凝集，防止血栓形成。

第三，预防癌症。葡萄皮中含有的白藜芦醇，抗癌性在数百种人类常食的植物中是最好的，可以防止正常细胞癌变，并能抑制癌细胞的扩散。而在各种葡萄酒中，红葡萄酒中白藜芦醇的含量最高，所以红葡萄酒是预防癌症的佳品。

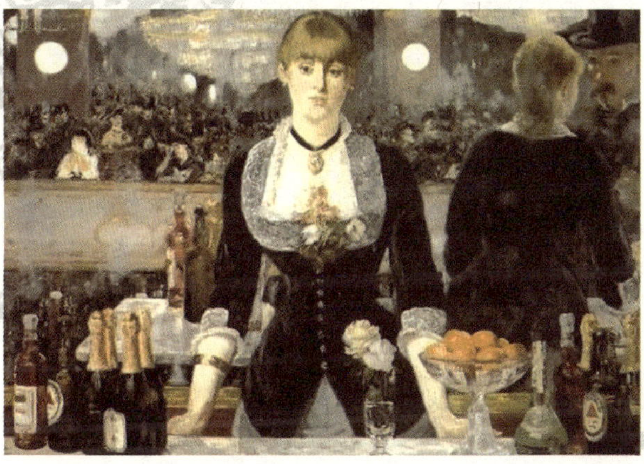

第四，美容养颜。自古以来，红葡萄酒作为美容养颜的佳品，备受人们喜爱。

它通过促进新陈代谢、清除氧自由基、营养皮肤组织，使女士的皮肤更娇嫩迷人。对男士而言，红葡萄酒可以活血化瘀，放松身心，起到减缓生殖系统衰老的作用。

第五，其他保健作用。葡萄酒中的单宁酸，是一种非常有效的凝血剂，它可消除大肠和小肠中的不良黏膜，有预防及治疗痢疾的疗效；“红酒多酚”对于牙周细菌的繁殖有着显著的抑制作用；此外，有研究表明，在一定限度内饮用红葡萄酒能够预防卵巢癌。

虽说葡萄酒的原料是葡萄，可是吃葡萄达不到喝葡萄酒的保健效果。这是因为红葡萄酒里抗衰老的自由基主要存在于葡萄皮里，所以喝带皮发酵的红葡萄酒和吃葡萄的效果自然不一样。饮用红葡萄酒的好处非常多，然而也有量的限制，专家认为，饮用红葡萄酒，按酒精含量12%计算，每天不宜超过250毫升，否则会危害健康。

温馨提示

酒

艾青

她是可爱的，具有火的性格，水的外形，
她是欢乐的精灵，哪儿有喜庆，就有她光临。
她真是会逗，能让你说真话，掏出你的心。
她会使你，忘掉痛苦，喜气盈盈。
喝吧，为了胜利！喝吧，为了友谊！喝吧，为了爱情！
你可要当心，在你高兴的时候，她会偷走你的理性。
不要以为她是水，能扑灭你的烦忧，她是倒在火上的油。
会使聪明的更聪明，会使愚蠢的更愚蠢。

（吉峰）

开车不喝酒，喝酒不开车

酒后驾车让多少生命凋零，多少幸福家庭破碎。车祸猛于虎，在各种交通事故里，尤以酒后驾车酿成的车祸危害最大。

2008年12月14日，孙伟铭醉酒驾车，在成都市区连撞5车，造成4人死亡，1人重伤。2009年7月23日，成都市中级人民法院做出一审判决，以"以危险方法危害公共安全罪"判处肇事司机孙伟铭死刑，剥夺政治权利终身。孙伟铭因此成为一个标志性人物，据说他是全国因为交通肇事被判处死刑的第一人。

2009年6月30日，南京肇事司机张明宝开车冲进人群，沿途撞倒9名路人，造成5人死亡。其中包括一名怀孕7个月的孕妇及其丈夫。

这只是两起典型的恶性案例，实际上，酒后驾驶已经成为严重危害道路交通安全，威胁人民群众生命财产安全的一大"杀手"。长期以来，国内酒后驾驶，甚至严重醉酒驾驶的现象屡禁不绝，且有愈演愈烈之势。根据广州市交警部门的统计，广州几乎每个月都有酒后驾驶造成的重大交通事故发生，某月，交警查处的酒后驾驶机动车事件高达287宗。

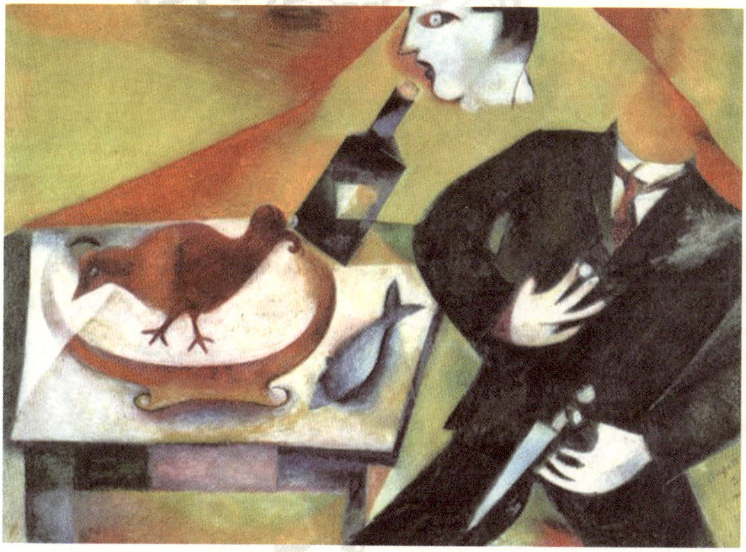

一面是酒后驾驶的危害耸人听闻，另一面却是广大驾驶员对酒后驾驶危害性的不以为然。生活中，大家去外面吃饭，那么多开车的人当中，真正做到每次都滴酒不沾的又有几人？就是那个张明宝，被捕后还自称"自己经常酒后开车"。

别看很多人经常谴责酒后驾驶，实际上他们同样也做不到百分百地“开车不喝酒”。有时自己不想喝，但是中国人饭桌上根深蒂固的“劝酒文化”、强大的“劝酒舆论”，想一点不喝几乎不可能！从这个角度而言，孙伟铭、张明宝辈也有可能是“受害者”。孙伟铭、张明宝事后都“真诚忏悔”，可是，该忏悔的仅仅是他们吗？那些劝酒的，或者明知别人开车却仍要向其劝酒的，不也需要忏悔吗？

对于已逝的生命，忏悔的分量轻如鸿毛。但是对于生者，我们需要反思。希望孙伟铭案是一个好的警示，起码以后在酒桌上，在拒绝别人的劝酒时，我们可以回答：你不希望我成为第二个孙伟铭吧！

小贴士

酒后驾车处罚及判定标准

新《道路交通安全法》将喝酒驾车分为酒后驾车和醉酒驾车两个档次：

（1）饮酒后驾驶机动车的，处暂扣一个月以上三个月以下机动车驾驶证，并处二百元以上五百元以下罚款；饮酒后驾驶营运机动车的，处暂扣三个月机动车驾驶证，并处五百元罚款。

（2）醉酒后驾驶机动车的，由公安机关交通管理部门约束至酒醒，处十五日以下拘留和暂扣三个月以上六个月以下机动车驾驶证，并处五百元以上二千元以下罚款；醉酒后驾驶营运机动车的，由公安机关交通管理部门约束至酒醒，处十五日以下拘留和暂扣六个月机动车驾驶证，并处二千元罚款。

根据国家质量监督检验检疫局发布的《车辆驾驶人员血液、呼气酒精含量阈值与检验》（GB19522－2004）规定，驾驶人员每100毫升血液酒精含量大于或等于20毫克，并每100毫升血液酒精含量小于80毫克为饮酒后驾车；每100毫升血液酒精含量大于或等于80毫克为醉酒驾车。

（吉峰）

图说行为决定健康

第四单元

适量运动

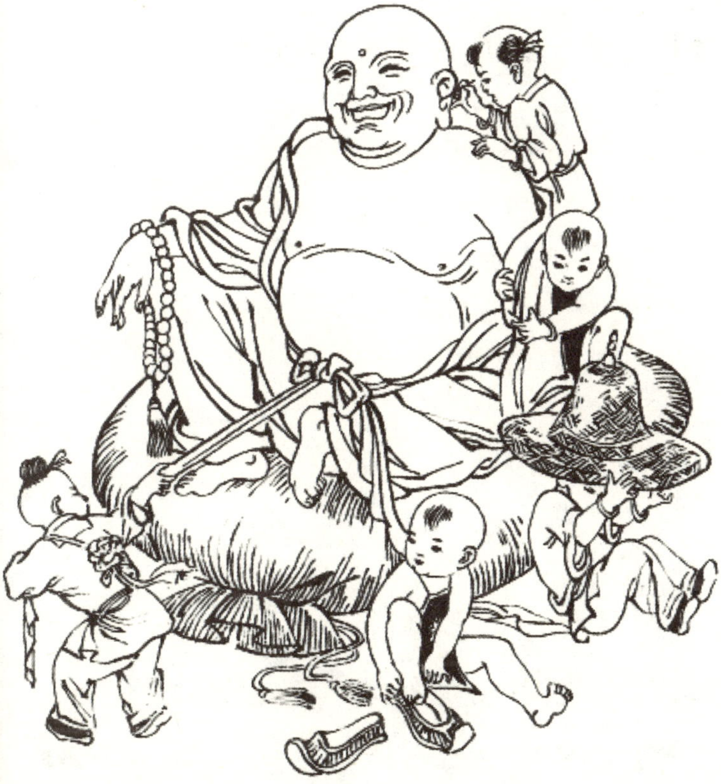

你想变得健康吗？你就运动吧。你想变得聪明吗？你就运动吧。你想变得美丽吗？你就运动吧。

“运动好比灵芝草，何必苦把仙方找”，生命在于运动，只要您爱“动”、会“动”，跑跑跳跳也能浑身轻松，运动是强身、健体、益寿的重要途径。

运动贵在坚持，要让运动成为一种习惯，做到持之以恒，这样才能“动出健康，远离疾病”。“动以养形，静以养心”，适度运动、不损不伤，才是科学的运动健身之道。

动出健康

早在春秋末期，我国古代哲学家子华子就提出了生命需要运动的观点，他在《北宫意问》中说："流水不腐，以其游故也；户枢不蠹，以其运故也。"他主张"动以养形"，因为运动可以疏通气血，气血流通无阻才能达到养正气的作用，"运"、"动"可使生命"长久"。

现代科学认为运动能增强生命的活力，使各器官各部位都得到锻炼，有利于人体的生长发育，提高抗病能力，增强机体的适应能力；同时，运动还能缓解人的紧张情绪，陶冶情操、锻炼意志力，舒展身心，有助于培养健康积极的心态。

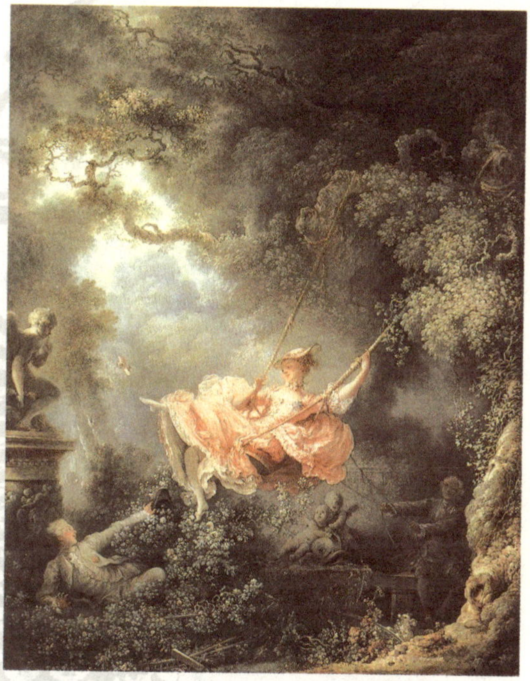

但是，现代人普遍缺乏运动，上下班以车代步，以电梯代替楼梯，以电话联络代替登门造访，而一到办公室又终日坐在电脑前面无暇户外运动，下班又"懒得"活动，家务也做得少。于是，出现很多健康问题，致使很多疾病呈现年轻化的趋势。

"若要身体健，除非天天练"，只要您爱"动"、会"动"，比如，在日常生活中增加运动的机会：上街购物、倒垃圾时，多爬楼梯，少乘电梯；多走路，少乘车；看电视时，可在广告时间做一些伸展运动等。运动健身贵在坚持，三天打鱼两天晒网是达不到目的的，要让运动成为一种习惯，做到持之以恒，这样才能"动出健康，远离疾病"。

同样运动应当适度，以不损不伤为要。古代养生家强调运动量和运动强度要适可而止，应与自身状况相应，如"人体欲得劳动，但不当使极耳"。同时，运动应以防伤为本，凡超越身体之可能，皆当免除。如"久坐伤肉，久行伤筋，久立伤骨，久视伤血"。适度运动、不损不伤，才是科学的养生运动之道。

（崔玉玲）

健康和跑步有个约会

你想变得健康吗？你就跑步吧；你想变得聪明吗？你就跑步吧；你想变得美丽吗？你就跑步吧。

1958年6月11日，一位最了不起的跑步运动员在70岁时去世了，他名叫克拉伦斯·德马。他跑了将近半个世纪，在他49年的比赛历史中，他跑的里数比历史上任何一个运动员都多。

德马长年累月的跑步对他的身体产生了一些有趣的影响。如果根据公认的年龄特征来判断，克拉伦斯·德马的身体看起来比他的年龄年轻。他精力过人，甚至在确诊为癌症以后，他还能参加比赛。他的心脏冠状动脉很大，血液可以畅流无阻。他在六十多岁的时候还能参加比他年轻几十岁的大多数人参加不了的体育比赛。在许多重要的方面，德马仍然是一个年轻人。

跑步是最好的运动之一，也是一种简便易行的健身锻炼方式。

近年来，跑步运动在国内外颇为盛行。跑步对于增强人的心肺功能、神经系统功能特别有好处，并且能够加速血液循环，促进人体新陈代谢，增强下肢的肌

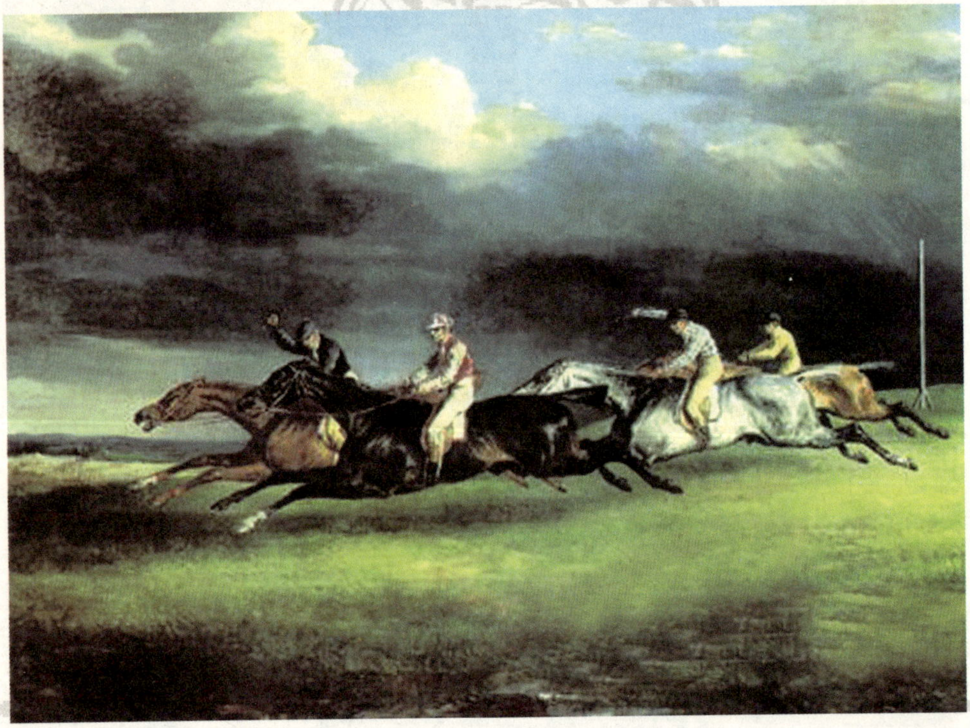

力和关节韧带的弹性；跑步还能消除脑力劳动者的疲劳，预防神经衰弱，能调剂情绪、振作精神，对缓解抑郁情绪也有一定的帮助作用。

当然，跑步健身必须要有目标、有计划，循序渐进，方能有效。开始跑步时，要进行根据自己不同的体质、不同的时期而异的“健康跑”，即只要你找到适合自己的节奏，在跑步的过程中感觉舒适即可。

跑步有很多种形式，大家可以尝试以下一种或几种比较适合自己的方法：

（1）慢速轻松跑。一般慢跑时感到轻松舒服，无疲劳感，心率控制在 110 ~ 130 次/分钟，呼吸自然。运动量以每天 20 ~ 30 分钟为宜，每周可练 5 ~ 6 次，也可隔天跑一次，重要的是坚持。

（2）中速跑步法。用一定的意志力，速度在每秒 5 米或心率在 140 ~ 150 次/分钟，这种健身跑步法是较流行的中等强度健身法，但练习中应注意做好准备活动、放松活动，练习感到明显疲劳就要停止。

（3）快速跑步法。这种跑法运动强度大，持续时间短，可以重复练习。练习时应该循序渐进，做好准备活动，防止过度疲劳。

（4）变速跑步法。这是慢跑与中跑相交替进行的一种跑法。变速跑时，可根据自己的情况随时改变速度，并不断增加中速跑的距离。

（5）原地跑步法。这是一种不受场地、气候、设备等条件限制的锻炼方法。原地跑时，可以用加大动作难度的方法来控制运动量，如高抬腿跑，就可以加大运动强度。

另外，在跑步的时候尽可能地结伴而行，一边跑一边聊天，这样有利于积极地参与，降低疲劳感和枯燥感。跑步的环境也很重要，天气晴朗、空气清新更能让你心情愉悦。

奥林匹克运动的故乡——古希腊，在古希腊山上的岩石上刻了这样的字：

你想变得健康吗，你就跑步吧！

你想变得聪明吗，你就跑步吧！

你想变得美丽吗，你就跑步吧！

（崔玉玲）

"踢"出健康

小毽子，花羽毛，便宜实用占地少。你一脚，我一脚，毽子飞舞人欢笑。既练腿，又练脑，踢到八十不显老。

72岁的老人刘新銮，退休后一直以踢毽子来健身，这一踢就是21年。每当她在公园里踢毽子时，很多人都情不自禁地要看一看她那手"春燕展翅"的绝活。她的这个动作还被摄入北京申奥电视宣传片。现已70余岁的她，身体很健康，腿脚很灵活。

俗话说："树老先老根，人老先老腿"。尤其是现在的"坐班族"们，年纪不大，腿的毛病可不少，如下肢静脉曲张、血栓、静脉炎、闭塞性脉管炎、下肢肿胀等。预防这些"坐班病"，其实可以很简单——踢毽子。这项运动不受场地和天气情况的限制，室内外均可进行，老少皆宜。

踢毽子以下肢肌肉的协调运动为主，能使脚、腿、腰、颈、眼等身体各部分得到锻炼，增强身体平衡能力，大大提高下肢肌肉和关节的收缩力、灵活性和柔韧性，既增强了腿部肌肉、骨骼的运动功能，又预防了一些血液回流障碍性疾病，尤其对办公室白领患的"坐班病"有好处。此外，踢毽时需要眼、脑、肢体共同协调，因此还能极大地锻炼人全身的协调能力，对增强动作协调、改善神经衰弱和注意力不集中大有好处。

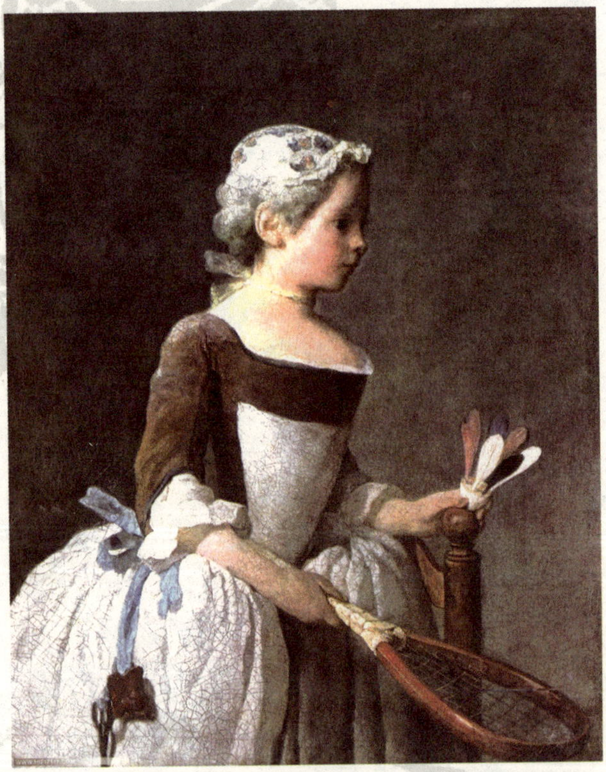
夏尔丹（法国）《拿羽毛球的小女孩》

踢毽子时，如何才能踢得更健康呢？

（1）饭前或饭后不宜踢毽子，这样容易造成胃肠不良反应。

（2）选好场地，不宜过硬也不宜过软。

（3）踢毽子时精神要饱满，思想要高度集中，心到、眼到、脚到，反应要灵敏，这样相互配合才会默契。

（4）开始时动作幅度应由小到大，速度由慢到快，这样肌肉才会柔而不软、韧而不僵，不至于拉伤腿或腰部肌肉。尤其是老年人在踢毽子时，一定要快慢适度，否则会崴伤脚，扭伤腰。

（5）要持之以恒，贵在坚持。

“小毽子，大健康”，更多的人应该参加到这项有益健康的活动中，“踢”出健康和快乐。

小贴士

踢毽子是我国民间的传统体育活动，历史悠久。在古都北京，踢毽子还有个富有诗意的名字——翔翎。据历史文献和出土文物证明，踢毽子起源于我国汉代，盛行于隋唐，唐《高僧传》二集卷十九《佛陀禅师传》中记载：有一个叫跋陀的人到洛阳去，在路上遇到了12岁的惠光，在天街井栏上反踢毽子，连续踢了500次，观众赞叹不已。跋陀是南北朝北魏时人，为河南嵩山少林寺的祖师，他非常喜欢惠光，并将他收为弟子，惠光便成了少林寺的小和尚。

宋朝高承在《事物记源》一书中，对踢毽子有较详细的记载：“今时小儿以铅锡为钱，装以鸡羽，呼为毽子，三四成群走踢，有里外廉、拖枪、耸膝、突肚、佛顶珠等各色。”

明、清时期，踢毽子进一步发展，至清末踢毽子已达到鼎盛时期，参加的人越来越多，不仅用来锻炼身体、作养生之道，而且把踢毽子和书画、下棋、放风筝、养花鸟等并提。因此，踢毽子的活动更加广泛，当时就有这样的童谣：“一个毽儿，踢两半儿，打花鼓，绕花线儿，里踢外拐，八仙过海，九十九，一百。”

（崔玉玲）

"跳"出健康

一块空地，一根跳绳，加上一个好心情，跳绳运动健身又健脑。

64岁的程大爷退休之后身体逐渐发福，脚步也不如以前利索了，尤其是精力大不如以前，稍微一动就头昏眼花浑身倦怠，他知道这是长期不活动造成的。由于小区附近没有好的健身场所，他想到跳绳健身，占地不大，一个人就可以活动。从1年前开始，一根小小的跳绳就跟随在程大爷身边。

刚开始，没跳几下程大爷就气喘吁吁，腕关节、肩关节酸得不行，有点炎症的膝关节也隐隐作痛。坚持一周后，以上症状基本消失，气顺了很多。小小的跳绳居然这么神奇！程大爷十分高兴，于是给自己制定了一个简单的活动计划：每次跳4组，每组200下。就这样，经过半年多的锻炼，他的身体比以前结实多了，脚步也灵活了，关节炎有了明显的好转。现在他一分钟快速跳能跳180多下，并在原有的基础上又增加了不少花样：双摇跳、单脚跳、双脚跳、单双脚依次跳等，跳的时间越来越长，数量也越来越多。每次跳完，出一身小汗，心情十分愉快，感觉自己更有朝气、更有活力了。

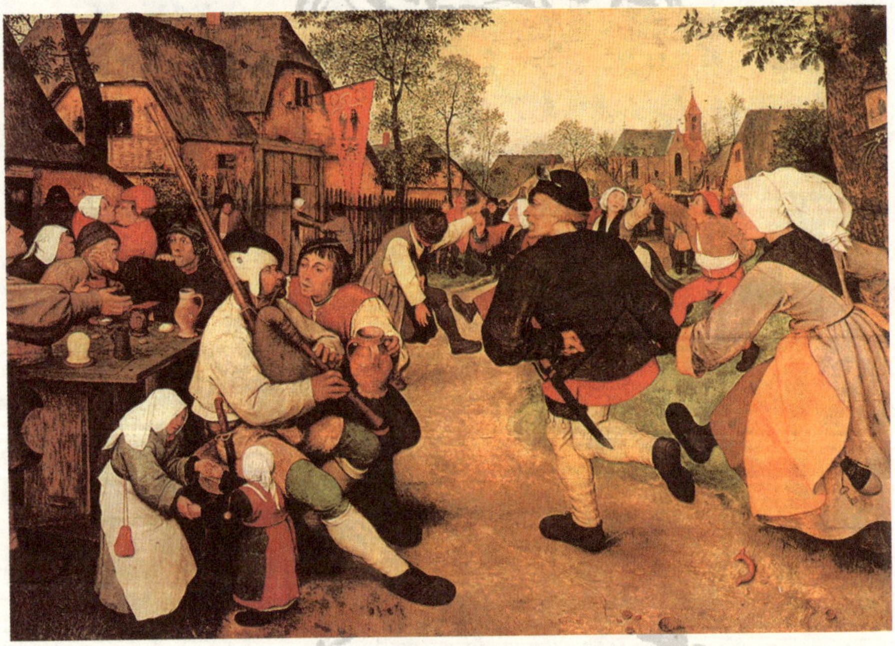

鲁本斯《农民的舞蹈》

国内外专家认为，跳绳对心脏机能有良好的促进作用，可以让血液获得更多的氧气，使心血管系统保持强壮和健康。其次，跳绳时的全身运动及手握绳对拇指穴位的刺激，会大大增强脑细胞的活力，提高思维和想象力。此外，跳绳的减肥作用也是十分显著的，它可以结实全身肌肉，消除臀部和大腿上的多余脂肪。

常用的跳绳方法主要有单人跳，包括：原地单脚跳、原地双脚跳、原地交换脚跳、花样跳，也可计时跳，规定数量跳，变换速度跳等。此外，还可以做2~3人花样趣味跳绳和集体跳大绳等。

进行跳绳运动时，需注意：

（1）跳绳者应穿质地软、重量轻的高帮鞋，避免脚踝受伤。

（2）绳子软硬、粗细适中。初学者通常宜用硬绳，熟练后可改为软绳。

（3）选择软硬适中的草坪、木质地板和泥土地的场地较好，切莫在硬性水泥地上跳绳，以免损伤关节。

（4）跳绳时须放松肌肉和关节，脚尖和脚跟须用力协调，防止扭伤。

（5）胖人和中年妇女宜采用双脚同时起落。同时，上跃也不要太高，以免关节因过于负重而受伤。

（6）跳绳前先让足部、腿部、腕部、踝部作些准备活动，跳绳后则可作些放松活动。

（崔玉玲）

“游”出健康

“万里长江横渡，极目楚天舒。不管风吹浪打，胜似闲庭信步。”游泳即可健身，又能磨练意志，是一项极好的健身运动。

广州市某公司总经理林某口述了他自身的一段经历：如果有人对我说，一个腰椎间盘突出的患者，10 年顽疾 5 天愈，我一定认为他在胡说八道。然而，这却是百分之百的真事！因为，这事就发生在我的身上……

我是 1968 年的下乡知青，在农场，130 多斤的稻谷，我可以背起两包，往谷山上爬。1974 年回城后，我喜欢上了运动，打篮球，打羽毛球。特别是羽毛球，我是业余高手，经常约上朋友去打比赛。1997 年起，我患了腰椎间盘突出，做了半年牵引治疗。2006 年，我在家中不慎摔倒，腰椎间盘突出再次复发，痛起来真是要命，老同学到我家，聊不上几句，我就要躺下。躺下还是痛，就吃止痛药。那段时间我真是食不知味，体重一下就降了 20 斤。

病急乱投医，我一看到广告上说什么药有疗效，就会去试，也做过针灸、牵引、药敷、按摩等，钱没少花，可是病情就是不见好转。

经亲戚介绍，我去了广东省某医院骨科。拍片显示腰椎有两个地方突出，4～5 节之间比较严重，压迫到神经。

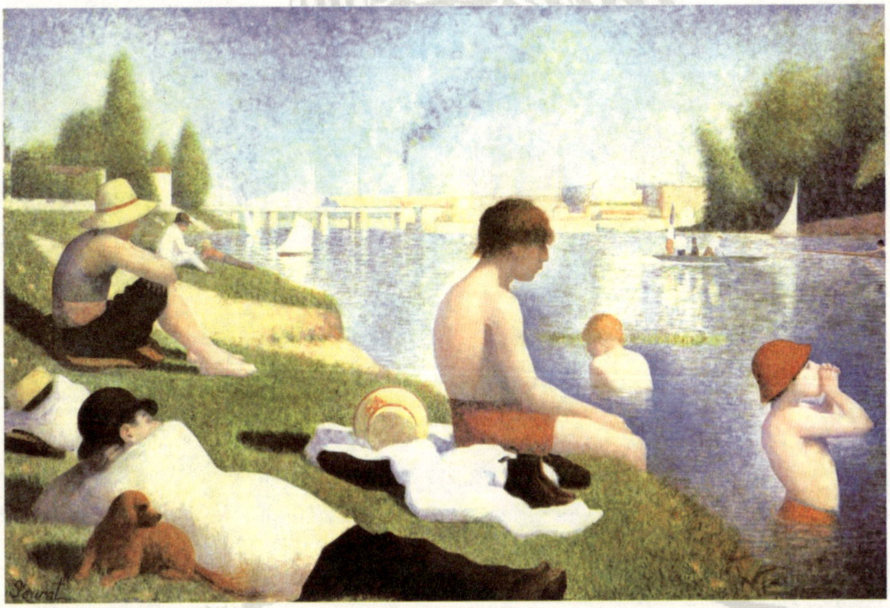

修拉（法国）《阿斯尼埃尔游泳场》

医生没给我开药，只是口头处方：游泳。

“我走路都痛，怎么可以游泳呢？不如给我牵引或者按摩吧。”

医生耐心地向我解释：“年纪大做牵引效果不好，因为韧带较为松弛，刚刚做好复位，坐车颠簸，就会再次出来。游泳是水平运动，对下肢的压力较小，水流的冲击也能起到按摩的作用，这种运动你不妨试试。”

回家后我开始游泳。先是身体趴在池边，慢慢把腿放在水中，让水把腿浮起来。我忍着腰痛，小心翼翼地游起来。这个晚上游了一个多小时。

游到第 5 天晚上，就连我自己也不敢相信，疼痛竟然消失了。

尝到了甜头，我不管工作多忙多累，傍晚下班回到家，7 点多就到游泳池连续游上一个小时，然后再吃晚饭，至今已近 5 个月了。腰痛？腿痛？哈哈哈，拜拜了！

科学研究证明：人在水中运动时，各器官都参与其中，耗能多，血液循环也随之加快，以供给运动器官更多的营养物质。游泳可以有效提高身体抵抗力，增进人体免疫力；游泳能够改善肌肉系统的能力，特别是躯干、肩带和上肢的肌肉，塑造优美的身形、健康的身体。据悉，在日本有一家被誉名为“游泳的医院”，专门帮助患慢性疾病的人尽快恢复健康。

游泳好处虽多，但也要注意科学运动：

（1）尽量选择水质好的游泳场所。在受到污染的水中游泳，会给身体带来许多伤害。通常情况下，游泳池的水都要经过漂白粉消毒，这种水对皮肤和牙齿表面的釉质带来不同程度的损害。因此，游泳过后，最好洗个温水澡，并用清水漱口刷牙。

（2）空、饱腹游泳和游泳过后马上进食都对身体有害。空腹游泳会因体内能量低，大脑血糖供应不足导致头晕眼花、四肢无力而晕倒。而吃得过饱游泳，体表血管扩张，可导致胃肠血液量减少，影响消化功能，严重时会发生胃痉挛、呕吐、腹痛等现象。游泳后别着急吃东西，这样会突然增加胃肠负担，时间长了容易引起胃肠道疾病。

（3）长时间暴晒会引起日光性皮炎，室外游泳最好避开阳光强烈的中午，傍晚是游泳的合适时机。

（4）防范意外，安全第一。游泳和其他运动一样，需要在运动前做一些准备活动。这样做不仅可以使全身肌肉、内脏器官及神经系统进入活跃状态，适应运动，更重要的是，还能避免下水后发生手足抽搐的危险状况。

小贴士

毛泽东从青少年时期起，便十分喜爱游泳。他曾3次横渡长江，并写下了宏伟壮丽的诗篇《水调歌头·游泳》。之后，他曾13次畅游长江。他认为：游泳既能锻炼身体，又可锻炼脑子，同时还可磨练意志，增强征服大自然的勇气，是一项极好的运动。

水调歌头·游泳

毛泽东

才饮长沙水，又食武昌鱼。万里长江横渡，极目楚天舒。不管风吹浪打，胜似闲庭信步。今日得宽余，子在川上曰：逝者如斯夫！

风樯动，龟蛇静，起宏图。一桥飞架南北，天堑变通途。更立西江石壁，截断巫山云雨，高峡出平湖。神女应无恙，当惊世界殊。

（崔玉玲）

勤快好动能延年

我觉得人生求乐的方法，最好莫过于尊重劳动。一切乐境，都可由劳动得来，一切苦境，都可由劳动解脱。——李大钊

日前在报上见到一条消息，说在贵州惠水县抵季乡翁平村，生活着一对百岁夫妻。他们精神矍铄、手脚麻利，一家人四世同堂，日子过得有滋有味、其乐融融。今年刚过百岁的杨正荣和老伴罗二妹每天除了张罗一家人的伙食外，还喂了8头猪、2头牛。平时挖猪菜、割牛草他们样样都干。“身子骨好得很，今年的两万多斤包谷都是两老人剥的。”老人的儿子对记者说。说起祖父、祖母的长寿秘诀，在村小学担任校长的孙子杨光武脸上写满了自豪。他说，“祖父、祖母从小勤快，丢下这样又做那样。”

我国广西壮族自治区西北部巴马瑶族自治县，被誉为“世界长寿之乡，中国人瑞圣地”。是世界上百岁老人比率最高的地区。那里的老人“忙耕忙家务，百岁不求人”，“一生闲不住，无病数十年”。勤劳好动是这些百岁老人共同的特征。

名医百寿四诀窍中的第一位是戒懒惰，说“勤快好动，血脉畅通，脏腑清爽，年延寿增”。

长期坚持劳动可使人的心脑血管衰退过程推迟10～20年。因为劳动或者运动使人血流通畅，输入大脑的血液和氧气充足，脑细胞“食物”充足，发育就好，活力就强，衰老的速度就减慢。同时劳动的人心脏跳动有力，血液流动畅通，从而降低了血压，减少了患心脏病的概率。

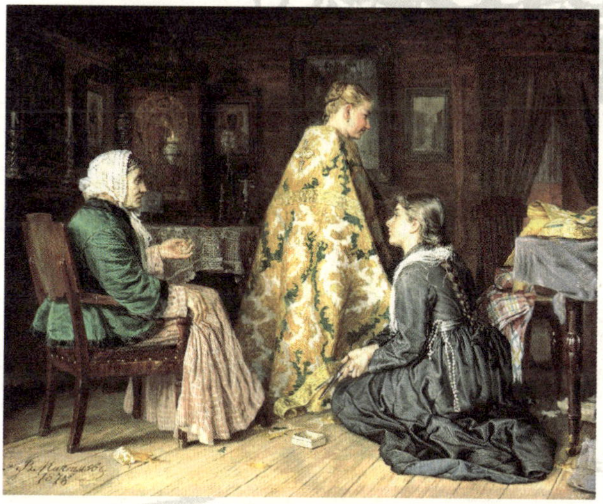

俄罗斯油画

劳动能改善神经系统的调节功能，提高神经系统对人体活动时错综复杂变化的判断能力，并及时做出协调、

准确、迅速的反应；使人体适应内外环境的变化、保持肌体生命活动的正常进行，减少疾病的发生。

勤快好动可以“减压”。在劳动中，压力得以缓解，紧张情绪所积聚的能量得以释放。因此，劳动能改善生理和心理状态，恢复体力和精力，常保青春。

18 世纪德国一位著名思想家说过：“器官得不到锻炼同器官过度紧张一样都是会影响健康的。”水停百日生毒，人歇百日生病，勤快好动是健康长寿最好的“储蓄库”。

小贴士

俄国卓越的生理学家巴甫洛夫曾作过这样一个实验：两只同胎的小兔以同样的饲料喂养，一只每天放在田野里活动，另一只整天关在兔笼内，结果前者比后者多活了两年之久。正如歌谣所唱：

生命靠运动，最忌慵与懒；
春夏及三秋，早起与早眠；
切勿贪图多，贪多嚼不烂；
始终要如一，中间不能断；
引吭高歌唱，相邀舞翩翩；
健身项目多，动静与急缓；
静心垂钓丝，结伴登高山；
无拘又无束，兴趣要广泛；
是否跃跃起，放开手脚干；
如虎跳山岗，似龙行九天；
喜看夕阳中，尽是老神仙。

（侯日霞）

远离“沙发土豆”，维护身心健康

“管住嘴，迈开腿”，从限食、运动与减肥入手，远离沙发土豆。

沙发土豆，英文为couch－potato，这个词最早诞生在美国。指将大部分业余时间用来躺在床上睡觉、或者抱着电视机守上十来个小时的人。换句话说就是，一个人长时间坐在沙发上，就如土豆一样一动不动，时间长了，人就像土豆一样胖胖圆圆的。

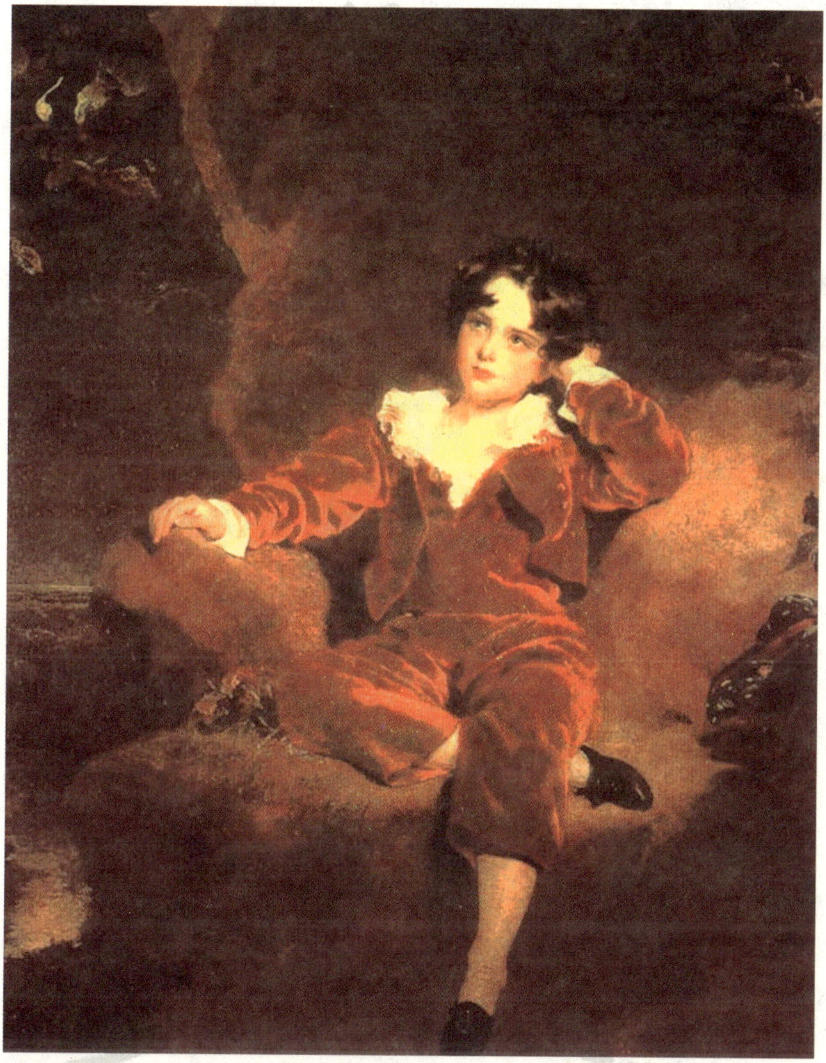

劳伦斯《红衣男孩》

而且随着科技的发展，网络土豆，电脑土豆也相继被催生。当今沙发土豆用来传神的指代那些长时间沉迷于电视电脑前不做运动的人。1997 年世界卫生组织发表的一份报告指出，不健康的生活方式——“沙发土豆文化”正在威胁人类的健康。

据统计，我国青少年长期看电视的比例达到 12.7%。对 10 ~ 15 岁青少年的调查显示，平均每天看 5 个小时电视的孩子肥胖病发生的危险要比看电视不足 2 小时的孩子高 5.3 倍。沉迷于影视娱乐、网游的青少年、家庭主妇和白领们比比皆是。由于久坐不动，情绪紧张，“沙发土豆”们高血压、肥胖症、糖尿病的患病几率大为增加。

研究表明，25 ~ 50 岁的人尤其不要做“沙发土豆”，因为这个年龄段正是人的体重最易增加的时期，体重一旦无控制的增加，各种疾病就将随之而来。更有甚者会因为肥胖导致内脏受压迫，从而减寿 10 年。

如何不做“沙发土豆”？“管住嘴，迈开腿”，从限食、运动与减肥入手。

1. 合理膳食，节食减肥。

减肥不是进食食物的总量减少，即不是靠饿肚子减肥。可在进食中多吃蔬菜和水果，以减少总热量的摄入；也要注意少吃动物脂肪，以植物油代替动物油；少吃碳水化合物，多吃蛋白质、维生素、矿物质和水。这样减少了热量摄入，但各种营养成分仍可维持身体的需要。

2. 多做运动。

运动是预防成为“沙发土豆”的最好方式，最好是离开电视，离开电脑，离开床铺，离开沙发，多进行体育锻炼。对于自制力缺乏的青少年，父母、学校要控制其沉迷于电视和网络的时间，协助他们进行有计划的体育锻炼。

对于成年的“沙发土豆”，要抓住一切机会动起来。

1. 可以进行沙发运动。

（1）随时放松身体。即使是典型的“沙发土豆”，也会有感觉身体僵硬的时刻。当你感觉需要换个姿势的时候，其实就是你的中枢神经在释放“需要放松、需要运动”的信号。这个时候，最好的办法就是站起来，舒展筋骨、扭腰摆胯。

感觉身体舒展开来之后，“沙发土豆”们最好再坚持做一组屈体前倾和一组高抬腿跳跃，以肢体感觉疲劳和微微出汗为限度。这样重新回到沙发上之后，你就会感觉遍体通泰、活力涌动。

（2）加强腰部运动。“沙发土豆”的最大问题在于恼人的腰部赘肉，强化腰部运动可以避免“游泳圈”的形成。每天晚上临睡前，如果能够在床上顺利地完成50个左右的仰卧起坐，那么恭喜你，你应该属于“沙发土豆”中的健康群体了。“沙发土豆”也可以选择通过上身平旋或者辅助下腰等动作加强腰部的运动。

2. 抓住时机，在公交车上和办公室里进行健身运动。

（1）坐有坐法。很多“沙发土豆”是白领一族，每天都需要坐公交车、地铁往返家与单位之间，那么能不能把这些时间用于健身运动中呢？即使坐在座位上，也应该维持健康的坐姿，调整自己身体肌肉的紧张感。在办公室休息的间隙，在座椅上伸伸懒腰，或者保持上身坐直，双腿平伸，脚尖尽力向上的同时用力将脚跟向前伸展，或者做一些诸如头俯仰、头侧屈、头绕环，肩耸动，膝夹手等健身动作。

（2）站有站姿。站在公交车上，人的姿势一般比平时要挺拔，由于手部向上用力，对于臂部肌肉线条的塑造有一定帮助。在这个过程中，人们还可以强化一些不自觉的、对美化体形有益的动作，比如：踮脚、提臀、臂部伸展等等。如果有意识地将搭乘公交车的过程改造成为健身之旅，人们也会习惯性地将正确、挺拔的站姿带到生活中，并最终成为良好习惯的一部分。

除此之外，“沙发土豆”由于经常受到电磁辐射，经常做做眼保健操是非常重要的。

坚持做到这些，会使你离“土豆”的形象更远，离健康更近。

小贴士

久坐会增加死亡风险。每天看一小时电视，死亡风险增加11%，死于心血管疾病的风险增加18%。另外，不仅仅是看电视，任何需要久坐的活动（包括终日坐在电脑前）都可能增加死亡风险。

《青年文摘》2010年第6期38页

（侯日霞）

摇头晃脑保健康

摇头晃脑用来对颈部疾病进行预防，是一种保健方式。

2010年，由范伟主演的热播剧《老大的幸福》第二十集中有这么一段，话说老大傅吉祥在老二傅吉安公司上班了，他发现办公室的年经职员们，颈部僵硬不舒服，就利用自己的专业知识，教他们集体做起了傅式颈部保健操：颈部上挺，用头依次写“美”“乐”“福”三字。这一保健方式经古道热肠的傅老大的演绎，自然令人印象深刻。

颈椎病成了白领一族的职业病，白领们由于久坐办公室，或者在电脑前一动不动，如果不注意保健的话，就会经常出现颈、肩、背、手臂酸痛、脖子僵硬、活动受限、颈肩酸痛，这些都是颈椎病的主要症状。年轻的时候可能未见到肩周炎、颈椎病的严重影响，但随着年纪增长，这些疾病的侵害就会逐步显现。

白领一族可以常常有意识地做摇头晃脑的颈部运动来防止这些不必要的职业病。颈部保健操可使颈部活动灵活有力，颈部皮肤不松弛，对防治颈椎病、肩周炎等有良好的效果。

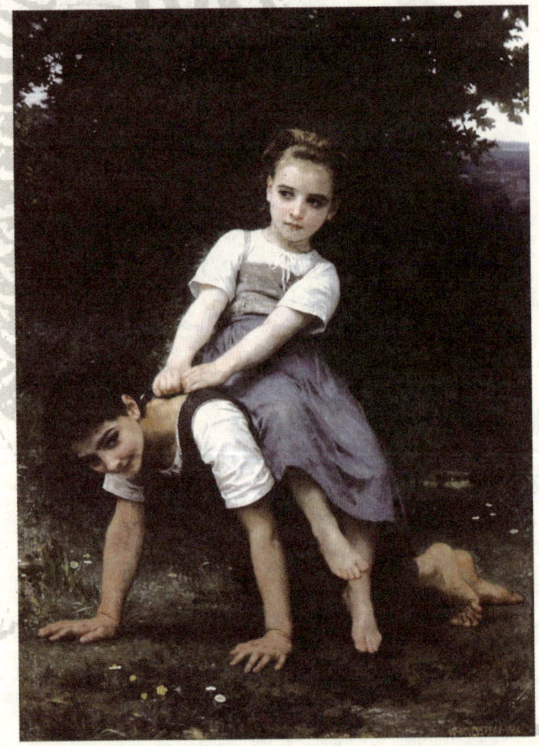

第一节仰头观天：取直立体位，两手下垂，两脚与肩同宽，头缓缓抬起，仰望天空，仰视角尽量达最大限度，眼睛盯住一个目标，保持这种姿势15秒钟左右。

第二节按摩颈部：取直立或坐式，用双手拇指按揉颈部后侧，先按中间部位，后按两侧肌肉，自上而下，自下而上，反复按揉15次。

第三节两目虎视：用手足撑地，使身体呈弓形。然后转颈回头，左顾右盼，左右各转动15次。要领是：左顾右盼时重在转颈部，不是只转眼睛。

第四节摇头晃脑：即将头部进

行前、后、左、右顺序的摇晃。如此将头部摇晃一周，再向反方向摇动。左、右各做 10 次。

第五节互相争力：两手十指交叉，手掌置于颈项后，将颈部用力向前推，颈项则向后挺直，两力方向相反。与此同时，左右转头摇晃 5 次。放松，停片刻后再重做。

或者，就按照傅氏的颈部保健操来做，因为傅老大的方法不仅可以缓解颈部疲劳，还可以在心理上起到一种良性暗示，起到缓解压力，调节情绪的作用。

专家提醒，颈椎一旦发生了器质性变化，不能仅凭摇头晃脑来解决问题，必须靠治疗来控制。因此，一定要保护好自己的颈椎，做好预防工作，远离颈椎病。

相关阅读

傅老大快乐养生操

第一节：走猫步。

脚是人的第二心脏，后脚跟儿着地等于就地按摩自己的心灵。（经常走路对人的身心都有好处）

第二节：想美事儿。

我年轻，我漂亮，我心里老美了，我老幸福了！（良性心理暗示）

第三节：唱幸福。

（唱）幸福就是毛毛雨，只要心里高兴就会掉下来！（快乐是幸福的源泉）

第四节：开口笑。

哈哈哈哈……（笑疗）每天早晨一套操，快乐健康一整天！

摘自电视剧《老大的幸福》

（侯日霞）

爬出快乐和健康

楼梯随处可见，不需要费心寻找锻炼场所，爬楼梯的益处多多，爬楼梯是近年来被很多专家推崇的一项健身运动，所以爬楼梯已经被不少人选做日常锻炼的方式。

广州一所大厦正在进行爬楼梯比赛，比赛中有一位长者，一头白发，加上有外国人的面孔，非常引人注目，原来这位参赛的老先生已经68岁了，他是维吾尔族人，在广州已经生活30年了，说起参加爬楼比赛，老人笑了，指着身边5岁的小孙子，他是我的教练。

原来离休后，老人的主要工作是小孙子的保姆，老人对教育晚辈有一套自己的理论，他说：培养孩子将来干什么并不重要，重要的是让他拥有健康：第一是身体健康，第二是心理健康。只要这两个方面做好了，孩子就会拥有一生的幸福。于是老人开始实施教育孙子的计划，儿子分的房子在八楼，又没有电梯，于是从小孙子会走路开始，老人就再也没抱过他上楼，都是让他自己爬上去。那可真是爬，手脚并用。最初时他也会耍赖，说累了，我就说："那好，我们歇一会儿。"直到他说歇好了，我们再继续上。在爬楼的过程中，我不断和他聊天，数台阶，讲故事，或比赛看谁爬得快，以转移他的注意力。经过几次，他就认同了上楼回家是他自己必须做的事。而且通过爬楼比赛孙子能得第一，还能听故事，就更有兴趣了。

随着孙子渐渐长大，参加正式的爬楼比赛已经成了爷孙俩共同的愿望，这次一起参加比赛，孙子高兴极了，还自封为教练呢。爷孙俩最后取得什么样的成绩，在听完他们的故事后，显得一点也不重要了，重要的是老人和他的孙子在爬楼比赛中找到了快乐。

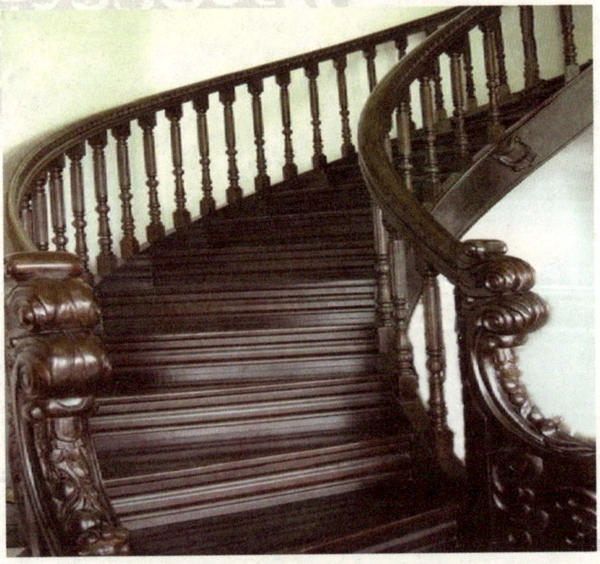

爬楼梯运动始于1968年，那时美国著名的生理学家库珀通过研究证明了爬楼梯对人体生理机能会产生良

好的作用，便开始倡导利用爬楼梯进行健身。

据统计，每天爬5层楼梯，可使心脏病的发病率要比乘电梯的人少25%。每周爬5000级楼梯（即每日登714级，大约相当于上下6层楼3次）所消耗的热量约为2000卡路里，坚持这样活动的人的死亡率比那些不运动的人低1/3～1/4。

爬楼被界定为是有氧运动，以一般速度一步一梯的上楼梯，其运动的强度介于散步健身与慢跑之间，而下楼梯消耗的热能相对要小。如果跑上楼梯或是连续较快的一次蹬两、三梯，则消耗的热能将显著增高，甚至大于慢跑，这有利于加大对内脏功能的刺激，从而使机能和体质强壮，并且对于增强腿部力量有良好的作用，获得锻炼人体的肌肉和全身耐力、健身、减肥的效果。

爬楼梯作为老少皆宜的健身方式，既不受天气变化影响，也不花太多时间，不用交一分钱。当然，我们在参加这项运动时，要讲科学，要量力而行，循序渐进，要注意以下问题。

（1）有心肺系统疾病的人，最初锻炼时速度宜慢，经过一段时间的适应锻炼，可以逐步提高速度；那些住在高楼层的高血压、冠心病人，即使平时出入也应该注意不要连续一口气爬4层以上的高楼，可以在二、三层时稍做休息再继续爬，这有利于保护心脏。

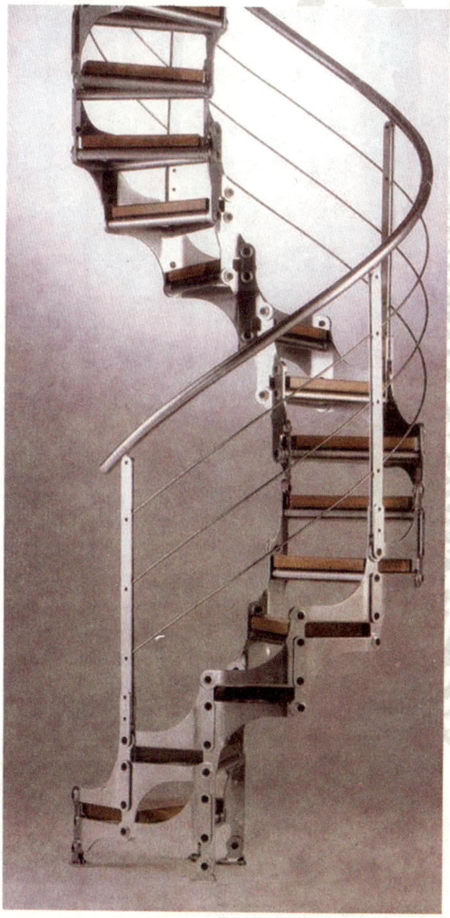

（2）爬楼对膝盖磨损较大，那些膝关节、韧带、软组织损伤、有炎症者，患有骨关节病或其他膝关节疾患的人不适合这项运动，腿脚不便者可以借助手杖等进行爬楼梯锻炼。

（3）选择的楼梯要防滑，还要有牢固的扶手，光线要好；在下楼时，看清楼梯再下，不要踏空。

（4）在锻炼前应做好热身活动，特别是一些下肢的准备活动，如压腿、屈膝、活动脚踝；开始时的运动量以身体能够承受为准，以后再慢慢增加。

总之，我们在参加这项运动时，要讲科学，要量力而行，循序渐进，不可鲁莽蛮干。

小贴士

爬楼梯的益处

（1）增强心肺功能，使血液循环畅通，保持心血管系统健康，防止高血压的发生。

（2）消耗热量多，对于肥胖的形成能起到良好的阻碍作用。据测算，在相同时间内爬楼梯消耗的热量比打羽毛球多2倍，比打乒乓球多4倍，比步行多3倍，基本与登山消耗热量相同。

（3）有助于保持骨关节的灵活，避免僵化现象出现，增强韧带和肌肉的力量。有一个长达8年的追踪调查，选取56岁、身体条件基本相同的调查对象各26名，结果显示：始终坚持爬楼梯的26人无一人发生腿关节病，肌肉健康，步伐有力；另26人由于没有参加运动，12人感到腿部发凉、麻木，走路无力，14人患了关节炎和关节僵直病。

（4）爬楼梯消耗体力大，人容易饥饿，食欲变好了，这样能增强消化系统功能。此外，由于腹部反复用力，使得肠蠕动加剧，能够有效防止便秘发生。

（5）对舒缓心理压力、放松情绪有较好的作用。爬楼梯使神经系统处于最佳休息状态，有利于睡眠，避免焦虑。科学家也曾选取20名（32岁）身体情况基本相同的公司职员进行追踪测试，10人坚持爬楼梯运动两年，没有人出现失眠和神经衰弱；10人不爬楼的，有7人出现失眠和神经衰弱。

（侯日霞）

“走”近健康

“饭后百步走，活到九十九。”行走是人类最简单有效的锻炼方式，自古以来就是中华养生良方。

“暴走妈妈”陈玉蓉被评为2009年度感动中国十大人物之一。陈玉蓉的儿子叶海滨13岁那年被确诊为一种先天性疾病——肝豆状核病变，这种肝病无法医治，最终可能导致死亡。为挽救儿子的生命，陈玉蓉请求医生手术将自己的肝移植给儿子，可她患有重度脂肪肝，无法捐肝救子。55岁的她，为了割肝救子，从2009年2月18日开始，风雨无阻，每天暴走10公里，走破了四双鞋子，脚上的老茧长了就刮，刮了又长。当她再次去医院检查时，奇迹出现了，脂肪肝没有了。就连医生都感叹：“从医几十年，还没有见过一个病人能在短短7个月内消除脂肪肝，更何况还是重度。”11月3日，这对母子在武汉同济医院顺利地进行了肝脏移植手术，如今母子俩的恢复情况都很好。

“暴走妈妈”的故事让我们感动的同时，也给了我们一个启示，保持健康、远离疾病的方法固然很多，有一种最简单可行的方法就是行走。持之以恒的快走不仅可以预防失眠、高血压、高血脂、脂肪肝、2型糖尿病等慢性病，而且还有良好的减肥、塑身效果。

世界卫生组织将步行誉为世界上最好的运动方式，原因是步行锻炼简便易行，介于慢跑和散步之间，但比慢跑更安全，比散步更有效，步行的健康效果绝对不是高尔夫球、保龄球、游泳所能代替的。一项调查显示：目前全世界至少有3700万人在坚持长期步行，北美洲每天都有8000万人参加步行运动。

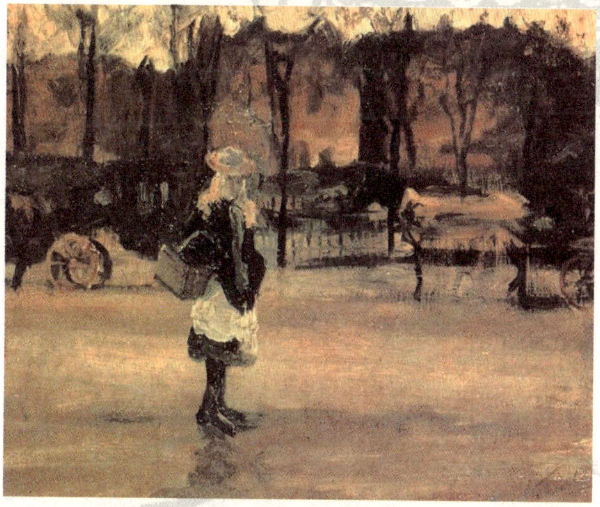

梵高《街上的女孩子》

由于锻炼目的和作用的不同，有几种步行运动的方法可供参考：

（1）普通散步：散步是最为流行的健身方法，用于日常的保健，既安全又有效。可以分慢速（60～70 步/分钟）和中速（80～90 步/分钟）两种。

（2）倒步走：倒步走比正步走的氧气消耗高 31%，心率快 15%。因此，倒步走是减肥运动中最经济、收效最大的方法之一。据报道，倒步走还具有保健小脑的作用，有利于提高身体灵活性和协调性等，还可以预防腰痛，是老年人健身非常有效、有益的方法。倒步走应选择开阔而平坦的地方，步速应控制在每分钟 45～60 步，距离一般为 600～1000 米。

（3）摆臂步行：适用于呼吸系统慢性病的患者。步行时两臂用力向前向后摆动，可增进肩带和胸部的活动。

（4）按摩步行：用于防治消化不良和胃肠道慢性疾病。一边散步、一边按摩腹部，可促进胃液的分泌和胃的排空，有助于防治消化不良。

此外，行走要对“症”进行：

（1）体弱者要达到锻炼的目的，只有步子大，胳膊甩开，全身活动，才能调节全身各器官的功能，促进新陈代谢，而且最好在餐后半小时。

（2）肥胖者宜长距离行走，每次最好坚持一小时。步行速度要快些，这样可使血液内的游离脂肪酸充分燃烧，从而减轻体重。

（3）失眠者睡前缓行半小时，可收到较好的镇静效果。

（4）高血压患者以中速为宜，行走时上身挺直，否则会压迫胸部，影响心脏功能，走路时要充分利用足弓的缓冲作用，要前脚掌着地，不要后脚跟先落地，因为这样会使大脑处于不停的震动中，容易引起头晕。

（5）冠心病患者步速不要过快，应在餐后一小时缓慢行走。长期坚持有助于改善心肌代谢，并减轻血管硬化。

（6）糖尿病患者行走时步伐尽量加大，挺胸摆臂，用力甩腿，最好在餐后进行，以减轻餐后血糖升高。每次行走半小时到一小时为宜，不要超过一小时。正在用胰岛素治疗的患者，应避开胰岛素作用的高峰时间，以免发生低血糖反应。

专家还建议，快走最好在平地上进行，这样对关节的损伤较少。另外，一般每天快走半小时到 40 分钟，走到“细汗微出”，年轻人心跳不超过 130 次/分钟，60 岁以上老人不超过 120 次/分钟，并且没有头晕、恶心、非常疲劳的感觉。

快步行走是最安全、简便、经济的有氧代谢运动，是中老年人的最佳选择，专家提倡现代人要用“行走”来应对快节奏的生活和压力。

（段熙明）

蜗牛、散步、健康

散步既是一种运动，也是一种憩息；既舒畅气血，又调节精神，功莫大焉。

上帝交给麦克一个任务，叫他牵一只蜗牛去散步。可是蜗牛爬得实在太慢了。麦克又是催促又是吓唬又是责备，可蜗牛只是用抱歉的目光看着他，仿佛在说："我已经尽全力了！"

麦克又气又急，对蜗牛又拉又扯又踢，蜗牛受了伤，爬得越发慢了。麦克真想丢下蜗牛不管，但又担心没法向上帝交代。他只好耐着性子，让蜗牛慢慢爬，自己则以一种接近静止的速度跟在后面。就在这个时候，麦克突然闻到了花香，原来这里是个花园。接着，他听见了鸟叫虫鸣，感到微风拂面的舒适。后来，麦克还看到了美丽的夕阳、灿烂的晚霞以及满天的星斗。麦克这才体会到上帝的巧妙用心："他不是叫我牵蜗牛去散步，而是叫蜗牛牵我去散步呀！"

李宗盛写过一首歌："忙忙忙，忙忙忙，忙是为了自己的理想，还是为了不让别人失望。忙忙忙，忙的分不清欢喜和忧伤，忙的没有时间痛哭一场。"现代社会的快节奏生活使人们像陀螺一样不停地转，剥夺了人们的健康身体、健康时间和健康心情。

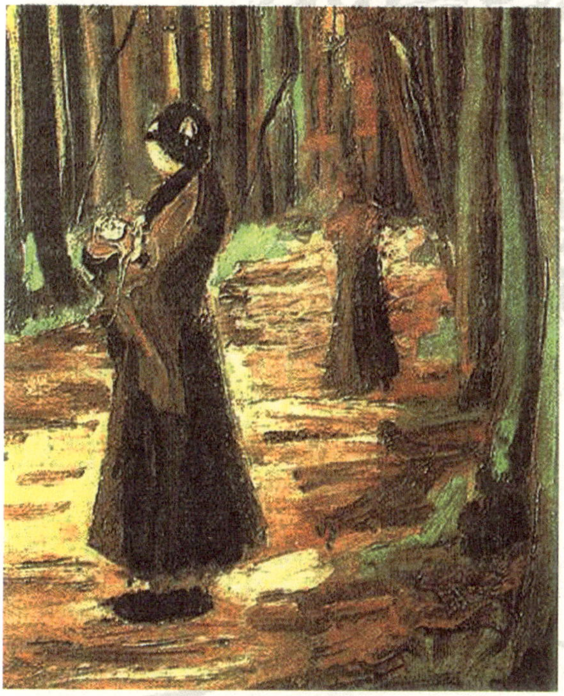

梵高《树林中的两名女子》

散步作为一种慢运动，除了可将全身大部分肌肉、骨骼动员起来，从而使人体的代谢活动增强、肌肉发达、血流通畅，进而减少患动脉硬化的可能性外，更重要的是在散步的过程中，让人们品味人生很多美丽的风景，从而使大脑皮层的兴奋、抑制和调节过程得到改善，收到消除疲劳、放松、镇静、清醒头脑的效果，可以使紧张的心情得以放缓，这才是散步运动带给人们生活的真谛，所以很多人都喜欢用散步来调节精神。

散步时应注意的事项：

（1）脚为先：你每天给你的脚施加大约 800 吨的压力，因此一定要让你的双脚得到充分的休息，更要好好保护它们。穿一双纯棉运动短袜，以便更好地吸汗。然后再为双脚选择一双富有弹性的运动鞋。挑选时要好好看看鞋底弹性和鞋弓强度。一双新鞋可以穿 6 个月或让你走上 800 公里。这样就能避免长期步行可能造成的对足底组织的伤害。

（2）抬头挺胸：如果你走路的姿势过于萎缩，或是相反，动作特别夸张（像竞走运动员那样使劲摆肘疾走），那愉快的散步就会变成痛苦旅程了。正确姿势是——抬头、向前看，不要盯着地板；你的脖子、肩膀和背后部要放松，不要像参加阅兵式的军人似的肩背僵直；臂肘微微有点弯曲，双臂自由摆动。什么东西也不要带，即使一点份量也会给手腕、臂肘和肩膀施加额外的压力，如果你想运动效果大一点，不妨走快点、走远一点。走路保持平稳。脚底要像车轮一样依脚跟至脚尖的顺序落地，不要把脚后跟一下子跺在地上。你的腹肌轻微收缩，背部要直，不要前弓或后仰。

（3）走自己的路：只有自由自在、不必照顾他人的行走才能更好地掌握步伐快慢。不要一开始就走得特快，而应当在前 5 分钟里，由慢至快逐渐加快步伐，以便热身；然后在最后 5 分钟再由快放慢步伐。

小贴士

谚语

散步好，散步好，活动身体心不老。早三圈，晚三圈，各种疾病不沾边。

边遛弯，边聊天，高高兴兴心不烦。常散步，有快慢，千万别让石头绊。

往前走，也后退，练手练腰又练腿。勤散步，深呼吸，正常呼吸别太急。

（丁庆新）

第五单元 早防早治

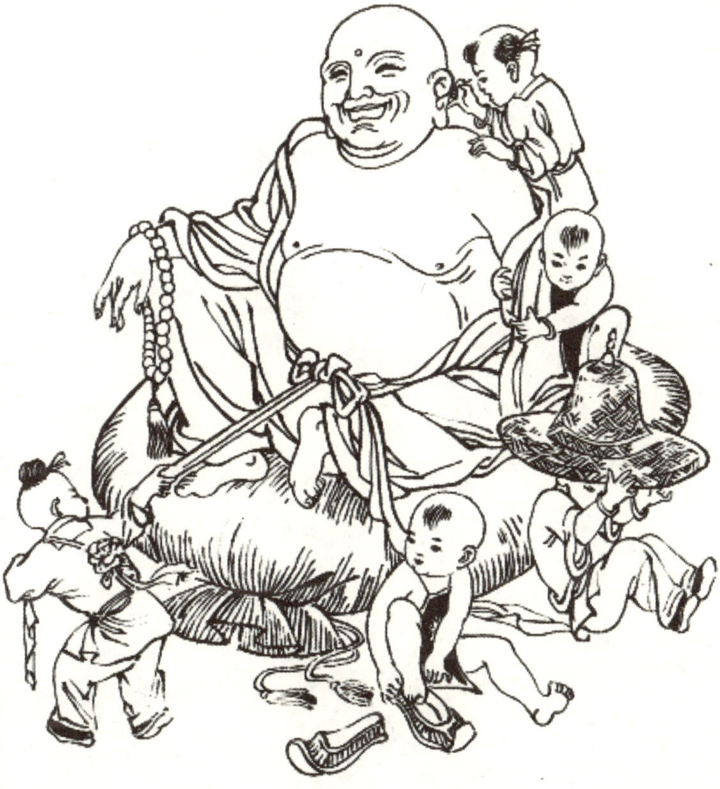

古人云：圣人不治已病治未病，又有“上医治未病之病，中医治欲病之病，下医治已病之病”之说，大意是高明的医生应该注重疾病的预防，防病患于未然。事实证明：早预防早治疗，是最科学的健康之道。

“有病早治、无病早防”，这样做，既可以提高治疗效果，又可以避免小病不治酿成大病。只要我们正确合理地照顾自己的身体，每个人都能过上远离疾病，健康、长寿的生活。

“凉头暖足”胜吃药

“凉头暖足”既是医家泻实补虚的治疗方法，也是历代养生保健的基本原则。

5个月的东东每天都坐儿童车出门晒太阳，东东妈给儿子戴着帽子，围着围脖，穿着薄棉衣，腿上还盖着小毛巾被，因为他还不会走路，妈妈只给他穿了双薄袜子。邻居奶奶每次都提醒东东妈，小孩子的脚丫不能着凉，否则就会感冒。开始，东东妈还不以为然，等儿子感冒到医院就诊时，医生也说小宝宝要注意“暖脚凉头”，这样可以预防感冒。东东妈这才觉得是个事儿。

宋人蒲处厚在《保生要录·论衣服门》中早有精辟的概述：“寒欲渐着，热欲渐脱。腰腹下至足胫，欲得常温。胸上至头，欲得稍凉。凉不至冻，温不至燥……夫寒热平和，形神恬静，疾疹不生，寿年自永。”意思是天气转冷时衣物要渐加，转暖渐减，但必须保证肚暖、足暖；头凉、心胸凉。当然，无论凉意或暖感都得有个度，不应因过凉带来冷冻感，也不要太暖令身体燥热不适……唯有凉热适度，身体和精神才会畅快舒坦少生病。

长沙马王堆汉墓帛书的《脉法》载道：“圣人寒头暖足，治病者取有余而益不足也。”古人将上述的养生原则简称为“凉头暖足”。

“凉头暖足”到底有何道理呢？从中医的角度来说，“头为诸阳之会”，人体十二经脉的六条阴经均至颈部或胸部为止，唯有六条阳经全都上升至头部，胸上至头的阳气最为充足，也较为耐寒。而“阴脉者集于足下而聚于足心”，因此有

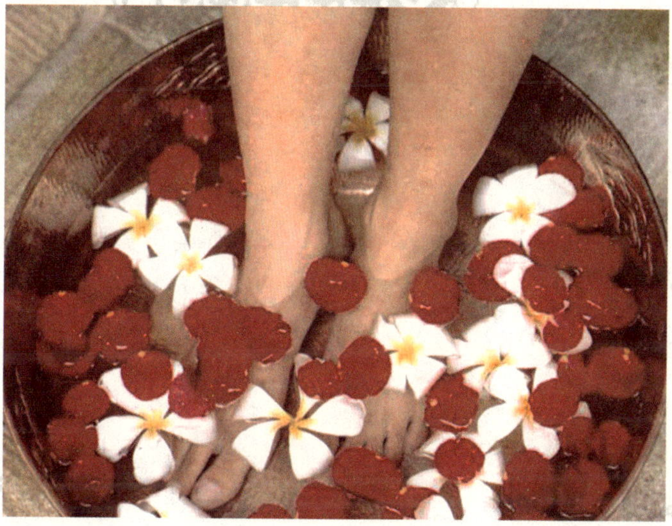

“寒从脚下起”之说，且“脚冷冷全身”，若不注意保暖，寒邪易从足部入侵，进而影响到身体的其他部位。

而从现代医学看，头离心脏比较近，身体能量和养分的供给都比较充足，人体血中氧气约 1/3 供给头部和大脑；而脚离心脏比较远，身体能量和养分不能及时输送，所以暖足能加速全身血液循环，以保证身体养分的及时供给。

“凉头”，是指应让头部尽量适应自然温度的变化，不要稍微有点降温、多点凉意就马上戴帽子、包围巾。平常洗脸时多用凉水，人们工作紧张忙碌之时，用冷水洗一洗脸，能起到清醒头脑、提高思维能力的效果。具体做法是先打上一盆冷水，事先吸足一口气，将整个脸部浸泡入水中，能坚持多久就坚持多久，可以反复进行几次；再将双手浸泡入水中数分钟，然后再用毛巾蘸水清洗脸部。这样做既可以润肤明目，又可醒脑提神，还可驱寒，预防感冒。

“暖足”，就是要让脚经常处于温暖的状态。夏季出门时逐渐弃凉鞋、拖鞋，并着袜以“祛寒就温”，不要轻易让脚受凉。俗话说，热水泡脚，赛吃人参。脚又被称作人体的第二心脏，这是因为现代研究已经证明：人的双脚上存在着与各脏腑器官相对应的反射区，当用温水泡脚时，可以刺激这些反射区，促进人体血液循环，调理内分泌系统，增强人体器官机能，取得防病治病的保健效果。在温水中加入药物泡脚，热刺激会使足部微循环加快，使得水中的药物成分快速地被吸收，直接进入人体血液循环，使泡脚治病的效果更胜于口服给药。

我国传统中医理论也早就有“一年四季沐足：春天洗脚，开阳固脱；夏天洗脚，暑湿可祛；秋天洗脚，肺润肠蠕；冬天洗脚，丹田湿灼”的记载。做法是准备半盆热水，旁边再准备一个热水瓶，然后双足入盆浸泡，水温不宜太高，以 30 ~ 40 摄氏度为宜，以不伤足为原则。足浴时水通常要淹过踝部，且要时常搓动。每次最好在 15 ~ 30 分钟左右，水温低了就从热水瓶中倒入一些水，使水温始终保持热烫。坚持用热水洗足可以驱散寒气，温暖全身；促进周身血液循环，及时消除疲劳；早上运动之后用热水洗足可以健脑强身，夜晚就寝以前用热水濯足可以提高睡眠质量；用热水烫足还有利于治疗脚癣。

泡脚虽好，可是有些人却不适合。严重心脏病患者，脑溢血未治愈者，足部有炎症、皮肤病、外伤患者，出血性疾病、败血病等患者，对温度感应无知觉者，严重血栓患者，孕妇，小孩（应在成人帮助下使用），对温度感应迟钝者（应控制好温度，避免烫伤），这些人群都不适合足浴。另外，最好饭后 1 小时再泡脚。

（王平）

从拿破仑死因谈家庭防癌

癌症的形成，不仅与遗传有关，还与精神因素、环境因素、饮食因素及生活习惯等诸多后天因素及外界致癌物的综合作用有关。

拿破仑是法兰西第一帝国的皇帝。100 多年以来，关于他的死因一直争论不休。滑铁卢战役失败后，拿破仑被流放到英属南大西洋的小岛——圣赫勒拿岛。1821 年 5 月 5 日，他长眠于此，享年 51 岁。当年，医生的尸体解剖结论是：拿破仑死于胃癌并发症。但在 20 世纪 60 年代，瑞典某牙医首先怀疑拿破仑是因慢性中毒而死。后人多番研究之后，又否定了拿破仑死于砒霜中毒的结论。后来，有专家在研究了拿破仑生前的病历后认为，拿破仑死于胃癌。据病历中记载，拿破仑死前上腹部剧痛难忍，打嗝呼出的气味非常难闻，这些症状常可在晚期胃癌患者身上出现。这位专家还详细分析了验尸报告。据悉，报告中用医疗术语暗

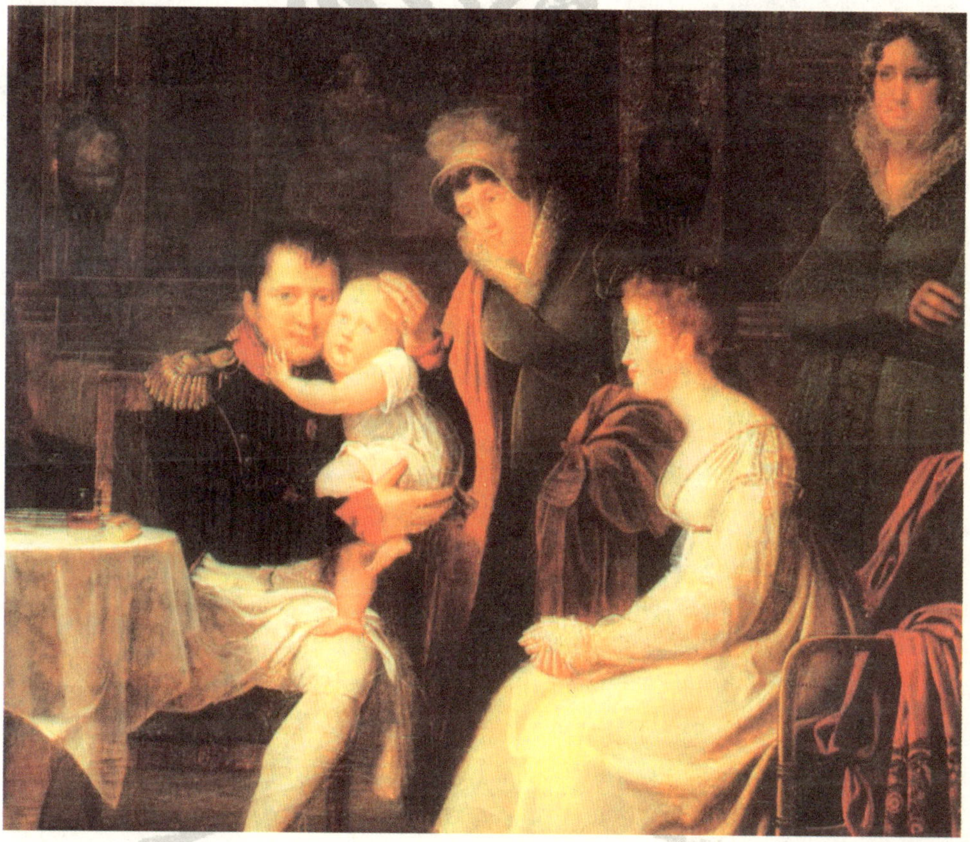

拿破仑一世

示，医生在拿破仑胃内发现了一个肿瘤，认为这是胃癌的证据。研究人员还根据记载发现，拿破仑平时总喜欢把右手插在马甲中，他们认为这个细微的生活习惯正反映了他一直遭受严重胃痛的折磨。

其实，与其说拿破仑死于胃癌，不如说死于胃部的恶性肿瘤更为确切。胃的恶性肿瘤有多种，除最常见的胃癌外，还有恶性淋巴瘤、恶性间质瘤、平滑肌肉瘤等。它们都可以出现上述的类似表现。而确诊肿瘤的性质，目前最可靠的是病理诊断，可惜对拿破仑来说，已经死无对证了。

尽管对拿破仑死因的研究似乎永远画不上句号，但有个值得深思的报道是：拿破仑家族很可能是一个易发胃癌的癌家族。据报道，拿破仑一家三代人中多人死于胃癌，其中包括他的祖父、父亲、一个兄弟与三个姐妹。因此，拿破仑可能出生于一个癌家族，该家族对胃癌有易发的倾向性。这一发现成为支持拿破仑死于胃癌的论据之一。

就目前病因学研究结果看，癌症与遗传有关，但癌症并不会直接遗传。不同的肿瘤可能有不同的遗传方式，而遗传因素在大多数肿瘤发生中的作用是对致癌因子的易感性或倾向性。所谓癌症遗传易感性，是指在相同生活条件下的人群中，有的个体有更易发生癌症的倾向。在一定的遗传特征的基础上，癌症是否形成，还取决于精神因素、环境因素、饮食因素及生活习惯等诸多后天因素及外界致癌物的综合作用。

因此，有癌症家族史的人并不一定就会得癌，易感人群和高癌家族成员也不是对任何癌症都易感。对癌家族成员来说，完全不必惊惶失措，背负沉重的思想包袱。从预防角度看，早期发现这些具有遗传因素的易患者，并及时采取预防措施，必将有助于降低癌症的发病率。只要到肿瘤专科医院进行定期体检，就能达到早发现、早诊断和早治疗的目的。

日常生活中，需要保持良好的精神状态，合理饮食，注意有针对性地选择食用有抗癌作用的食物，选择适宜的体育和体能锻炼方法，调动体内的抗癌积极因素，不断提高机体的免疫力，这样无论是癌症易感人群，还是高癌家族成员，都可最大程度地避免癌症的发生。

小贴士

家庭防癌之策略

第一，我们要学会识别生活中的主要致癌物质，尽量去避免直接接触环境中的致癌物质或让它与我们吃的食物有直接接触。比如污染的空气。不要在新装修的房间待太长时间，家居用品选择一些材料较好的正规厂家生产的产品，最好是有品牌的产品，不要随便用容器来盛放食物，特别是塑料和金属用品，一定要小心，用材质为无毒无害食品级的才行。汽车尾气、工厂排放的废气是典型的空气污染，要尽量远离。

第二，尽量避免辐射，避免长时间接触辐射性强的物质如各种电器、电脑、手机、花岗石、大理石等。

第三，小心挑选食物，最好选择那些令你安全放心的食物来源，比如你知道来源的食物，或者无公害绿色或有机食物，不放心的食物，再便宜我们宁愿不吃！尽量不要吃洋快餐，因为里面80%以上是垃圾食品。

第四，蔬菜的清洗和食物加工要科学。对于蔬菜，特别是有叶的蔬菜，要趁新鲜的吃，不过夜，也不宜存放太久。买回来的新鲜蔬菜一定要消毒处理，可以用果蔬消毒机处理，也可以用0.5%的稀盐酸泡半分钟或0.2%~0.3%的漂白粉泡3分钟，或0.1%的高锰酸钾溶液泡5分钟。处理过后，再用清水漂洗干净，就可以吃了。

第五，尽量少吃加工过的食物。对食物有个很重要的加工原则，那就是：能生吃，不蒸煮；能蒸煮，不煎炒；能煎炒，不烧烤；能烧烤，不油炸。

要尽量少吃加工过的食物，食品添加剂越少越好，食物的加工越少越好，越简单越好。尽量吃原汁原味原生态不经过任何加工的食物，无公害、绿色或有机食物。少吃加工过的食物，特别是食品超市里那些经过精加工的食物。

第六，尽量不吃腌制和卤制的菜，如果确实喜欢吃，那么叶菜腌制的时候，要么在腌制好后一天内马上就吃，要么至少在腌制十五天以后才吃，其中雪里蕻要在腌制20天前一段或后一段时间吃，因为雪里蕻在腌制后二十天时致癌物含量达到最高。

第七，建议适当补充一些提高免疫力和含有保健成分的食物。如：虫草、人参、蜂王浆、西洋参、灵芝、石斛、枸杞、大蒜、海藻、香菇、萝卜、蘑菇、纳豆等。多吃含有各种植化素和抗癌成分的食物如红薯、西兰花、胡萝卜、洋葱、番茄、甜菜根、黄瓜、甘蓝、柠檬、芽菜、豆类等等。

（侯日霞）

养生十乐

一沙一世界，一花一菩提，世界何处不精彩，人生何处不美好？在人生道路上，有些人生活中充满了欢乐，他们能在平凡的生活中感受到快乐、体验到快乐、享受到快乐。

清朝著名画家高桐轩，在养生方面颇有心得，最著名的是他的“养生十乐”。

（1）耕耘之乐。伏案一日，把锄半天，既享田家之乐，又能健壮身体，又有秋收之望，何乐不为？

（2）把帚之乐。把帚扫地，洗桌净几。躬身举手之劳，则尘垢尽去，地净窗明，精神一快，乐趣则寓其中。

（3）教子之乐。教子以诗文书画，能以艺立身，自食其力，无忧于后，岂不快乐。

（4）知足之乐。公卿之乐不足为贵，而安贫乐道，吾爱吾业，岂不一乐。

（5）安居之乐。吾所居，里人耕作以食，和睦为习，居此仁厚乡里，不闻酷吏之呵斥厉声，亦一大乐。

（6）畅谈之乐。与野老田夫纵谈天下世外事，或测天气晴雨，或卜年景歉丰，但胸畅谈，其乐陶陶。

（7）漫步之乐。起身静步于中庭，或漫游于柳岸花畦，心神焕然爽朗，胸怀为之一畅。

（8）沐浴之乐。冬季严寒不宜频浴，余三季该当常浴，有健身心，真乃一乐事也。

（9）高卧之乐。每至炎暑伏天，白昼不宜作课，竹枕蒲席，合目养神，养神蓄锐正此时，亦劳者之一乐也。

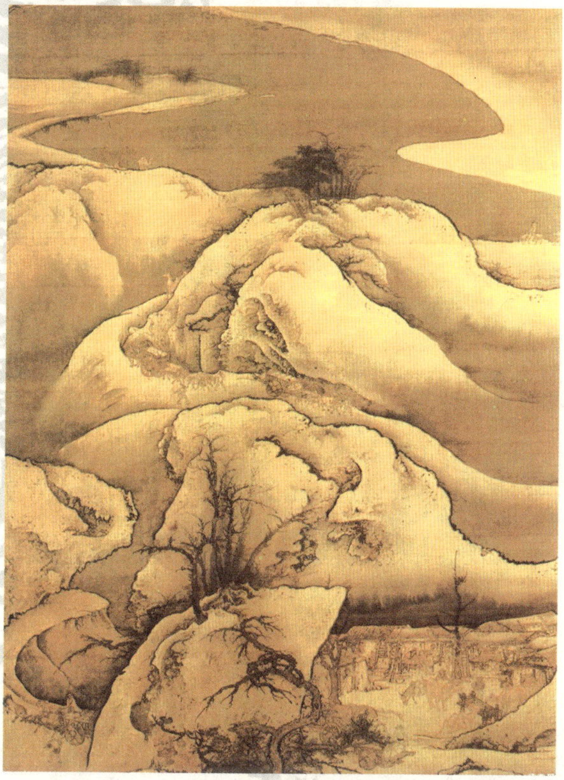

清·李寅《雪山盘车》

(10) 曝背之乐。冬日天气晴和，每至日中，或坐场上，或倚北墙，通身温暖，畏寒缩冷之感顿消，活筋血，强皮骨，其乐不可不知。

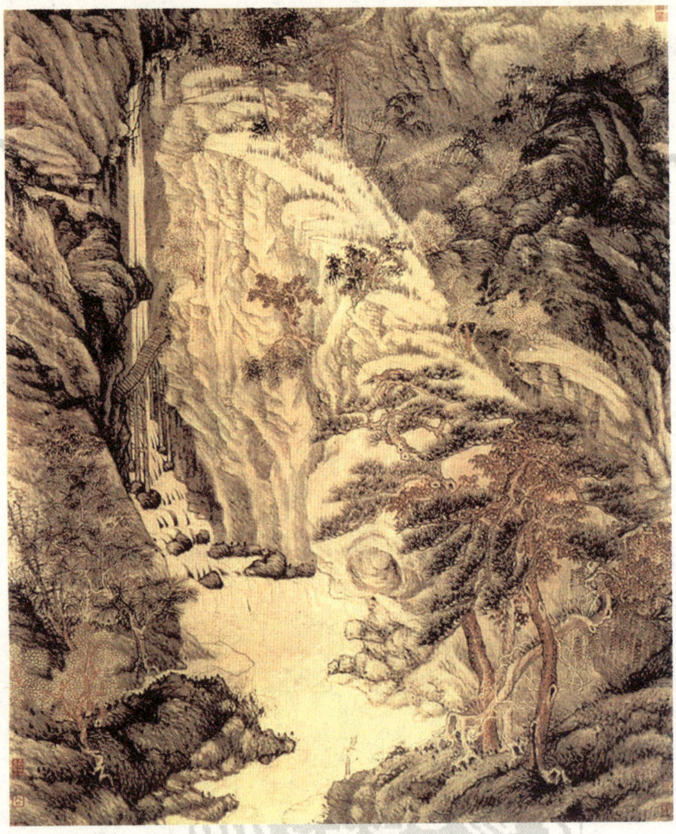

明·沈周《庐山高》

小辞典

清代名画家高桐轩（公元1835～1906年），名荫章，字以行，河北杨柳青镇人，自幼嗜画，擅于为人写真，32岁时，被征入清廷如意馆，为慈禧太后画像。他画像，焦达安补景。由于高桐轩是位较有文化修养的画师，因此在画艺中也吸取了文人画的长处，为其他画师所不及。60岁以后，高桐轩回原籍集中致力于年画创作，开设雪鸿山馆画室，他善诗词，有文人画之雅，又具画工之精，独见风韵，流传迄今的佳作有《庆赏元宵》、《春风得意》、《瑞雪丰年》、《文姬归汉》、《三顾茅庐》、《崖下观泉》等。

小贴士

养生三字经

多走路，常吃素，少发怒，忘记数，
行仁恕，爱吃醋，接近树，莫厌恶，
睡充足，开窗户，找事做，别顽固。

选自台湾乐群养生联谊会会长李焕明所著的《向120岁挑战》一书，作者王绍清，是台湾一所大学的教授。

（崔玉玲）

让心灵之窗常亮

呵护心灵，更要呵护心灵之窗。

失明的我可以给那些看得见的人们一个提示——对那些能够充分利用天赋视觉的人们一个忠告：善用你的眼睛吧，犹如明天你将遭到失明的灾难。同样的方法也可以应用于其他感官。聆听乐曲的妙音，鸟儿的歌唱，管弦乐队的雄浑而铿锵有力的曲调吧，犹如明天你将遭到耳聋的厄运。抚摸每一件你想要抚摸的物品吧，犹如明天你的触觉将会衰退。嗅闻所有鲜花的芳香，品尝每一口佳肴吧，犹如明天你再不能嗅闻品尝。充分利用每一个感官，通过自然给予你的几种接触手段，为世界向你显示的所有愉快而美好的细节而自豪吧！不过，在所有感官中，我相信，视觉一定是最令人赏心悦目的。

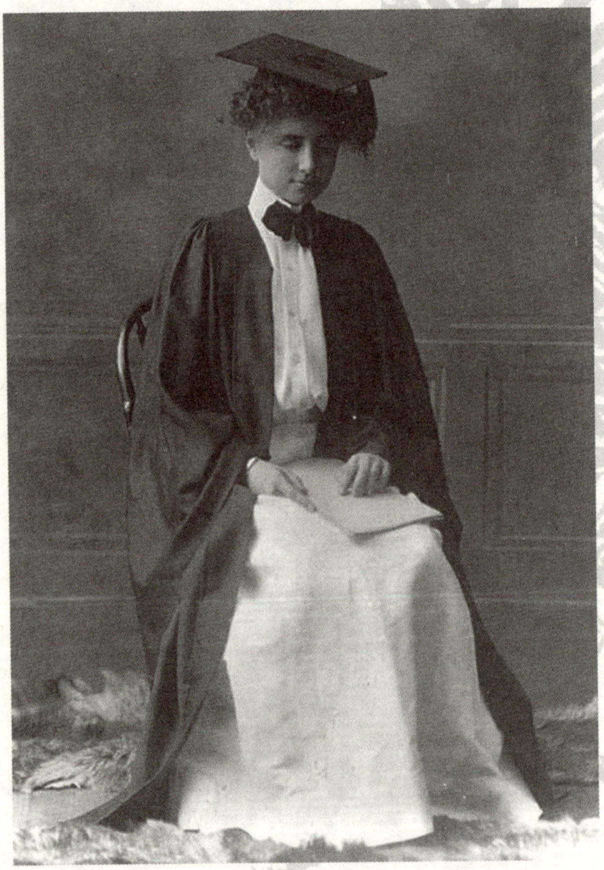

海伦·凯勒人物像

这是美国盲人女作家海伦·凯勒在《假如给我三天光明》中的一段话，她的故事和文章打动了千千万万的人。比起她，我们幸福很多。但是你珍惜拥有的天赋器官了吗？你善待你的眼睛了吗？

眼睛是我们最重要的器官，80%的知识和信息都要通过眼睛获取。读书认字、看江河湖海、赏美景佳人、品春花秋月都要用到眼睛。人际交往过程中的非言语信息，主要通过眼睛来表达。所以我们说眼睛是心灵的窗户。

眼睛长期处于裸露的外界环境下，是最容易老化的一个器官，而使用不当会加速这种老化衰退的过程。眼科中越来越多的“干眼症”或眼病患者与我们不当的使用电脑习惯有很大的关系。以往干眼症是老年人的常见眼病，但现在发现一些经常接触电脑的青少年和白领阶层患病的也越来越多。所以干眼症又称之为“电脑视力综合征”。

那么我们该如何保护眼睛呢？

（1）尽量少用电脑。网上阅读小说，打游戏等使眼睛长期疲劳，危害最大，能不用电脑的时候最好不用，这是第一原则。

（2）不要长时间连续操作电脑。连续操作电脑时间不能超过4小时，而且要做到每操作1小时要休息15分钟左右。

（3）养成多眨眼的习惯。通常情况下，一般人每分钟眨眼少于5次会使眼睛干燥，长时间盯着屏幕不眨眼睛会减少眼内润滑剂和酶的分泌。应该多眨眼，勤休息。

（4）注意与电脑的距离和姿势。尽量保持与电脑60cm以上距离，调整一个最适当的姿势，使视线能保持向下约20°~30°，这样可使颈部肌肉放松，降低眼睑上提的机会，并且使眼球表面暴露于空气中的面积减到最低。

（5）长期从事电脑操作者，应多吃一些新鲜的蔬菜和水果，增加维生素A、B_1、C、E的摄入。

（6）养成良好的生活习惯，睡眠充足，不熬夜。

（7）为减少眼部的干燥，可以适当使用眼部护理产品。

（侯日霞）

事业诚可贵，身体价更高

生活放轻松，远离过劳死。

2009年8月26日，浙江卫视当红新闻主播梁薇在出差上海期间，心脏病突发去世，年仅28岁。梁薇外号“铁人”，不少朋友认为，梁薇的去世与她高强度的工作节奏和压力有关。这些名人的过早离去，又再次给我们敲响了警钟：事业诚可贵，身体价更高。

梁薇在生前，并没有心脏病。她过早离去的原因是“过劳”。疲劳对细胞的损伤是一个渐进的过程。当细胞受损，人出现倦怠、不舒服、烦躁或乏力等不良感觉时，到医院检查，可能查不出任何毛病。但是，如果“疲劳”向“过劳”转移，致使细胞的损害超限，潜伏在重要器官里的慢性疾病急性发作，即可造成猝死，就是我们俗称的“过劳死”。

何为“过劳死”？简单地讲，过劳死就是超过劳动强度而致死，是因为工作时间长，劳动强度重，心理压力大，存在精疲力竭的亚健康状态，由于积重难

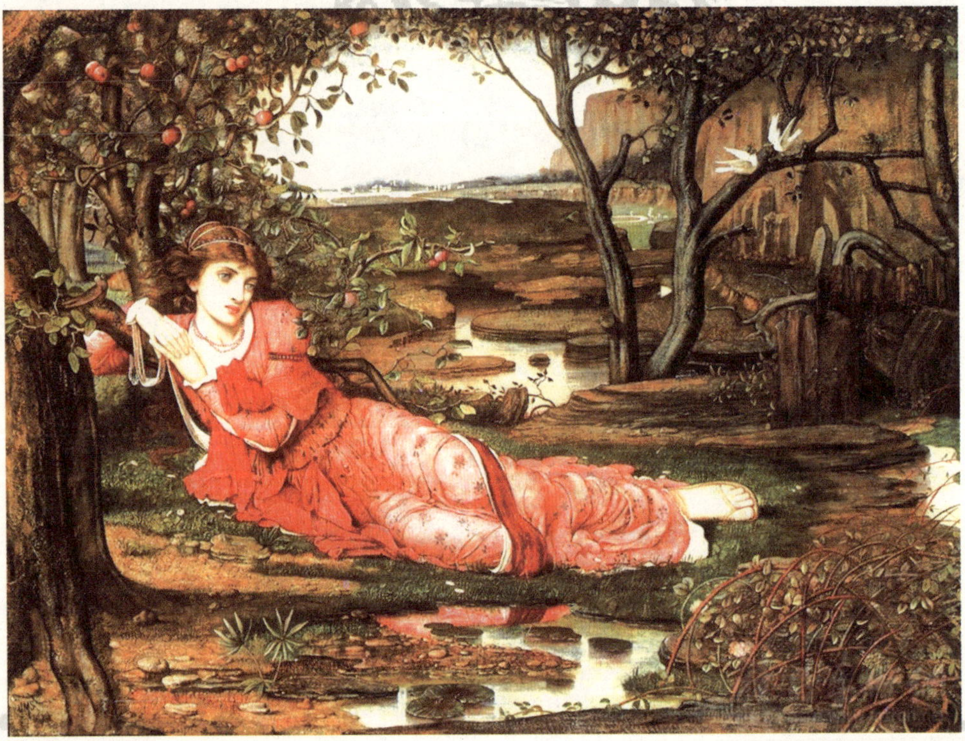

返，将突然引发身体潜在的疾病急性恶化，救治不及时而危及生命。

为什么会出现“过劳死”呢？这是因为疲劳会产生“疲劳毒素”。我们摄入的葡萄糖、脂肪和蛋白质等营养物质，在能量加工厂——细胞线粒体中发生氧化还原反应，产生能量，供生命活动之需。在正常情况下，这些营养物质和氧发生完全反应，仅生成二氧化碳和水两种废物，通过呼吸或泌尿系统，及时排出体外。但当机体进行长时间或高强度的活动时，为满足相应功能器官急需大量能量，线粒体氧化还原反应速度加快，氧供应相对不足，营养物质不能被完全氧化成二氧化碳和水，就生成了乳酸、氨、尿素等其他废物，这些“废物”就是“疲劳毒素”。例如我们跑步跑累了，都会感觉腿部肌肉酸痛，就是肌肉组织中“疲劳毒素”刺激的结果。

当“疲劳毒素”增多时，首先会在组织细胞中堆积，对细胞造成损害；“疲劳毒素”进入体液后，造成体内环境的“污染”，使全身的细胞都受到损害。“疲劳毒素”对细胞侵害的机制主要是诱发细胞的凋亡。因为“疲劳毒素”中有些成分可以使线粒体内凋亡的相关物质释放，激活相应细胞酶，这是细胞凋亡的最重要的途径。而组织细胞的凋亡，是心、脑、肝等器官多种慢性疾病的病理基础。如“疲劳毒素”损害血管上皮细胞，致使血小板和胆固醇很容易在血管壁上沉积，进而导致动脉粥样硬化、冠心病、脑血管硬化等，所以过劳死的原因多数是因为心脑疾病引起的猝死。

当疲劳过度时，会出现无法安睡的现象，身体也会出现紊乱现象，各器官超负荷运转，营养无法及时补给，长此以往，容易出现心脏骤停现象。所以在紧张的工作之余我们要学会放松，而睡眠是放松的最佳方式。

如果暂时无法改善自己的睡眠状态，那就学会分时段小睡吧！比如，清晨别急着起床，“赖”在床上20分钟，让自己闭目养神，这样更加有助于养精蓄锐；午休时，在公司的休息区小睡，即使只有短短的15分钟，也是对体能良好的恢复；如果一天都很疲倦，不妨在晚上8点左右也小睡15～30分钟，暂时缓解身体的疲劳感，也是为夜晚睡眠的预热。

（侯日霞）

慢性非传染性疾病防治中的拐点

——生活行为方式革命

众所周知，不少肆虐于世的传染病虽很可怕，如天花、鼠疫、霍乱、SARS等，可一旦认清其狰狞面容，采取相应对策，就会有所突破，并可大见成效。然而慢性非传染性疾病（以下简称慢病）则不然，尽管半个世纪以来，世界上不少国家都投入了较大人力和物力，并采取了诸多防治措施，其效果似乎并不显著，如心脑血管病、糖尿病、肥胖、代谢综合征和癌症等就是比较典型的例子。目前，这些慢病在我国不仅没有得到有效控制，而且还呈上升势头，导致病人死亡的比例，是所有急性传染病加起来的两倍。WHO专家指出，因生活方式疾病而导致死亡的人数，目前在发达国家占总死亡人数的70%～80%。近期国内外的有关研究均显示，不良的生活行为方式是心脑血管病、糖尿病等慢病的重要原因，而吸烟、缺乏锻炼和肥胖更是这些慢病的“罪魁”。

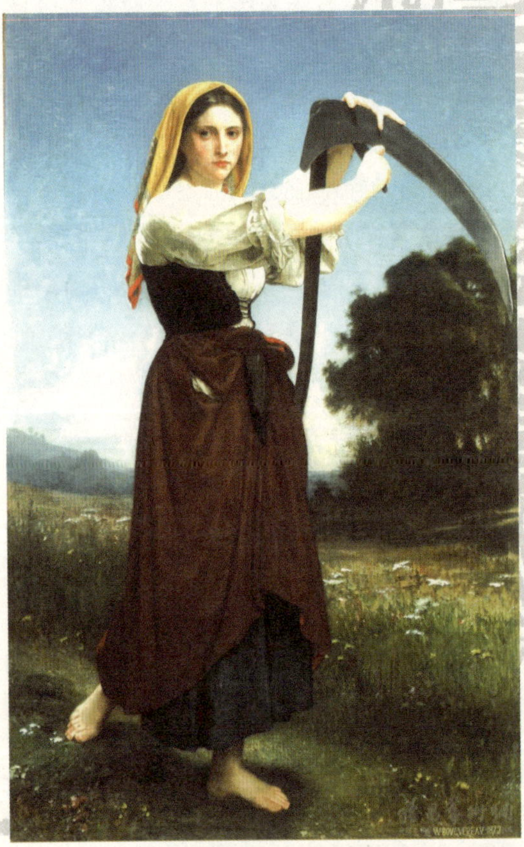

1. 发人深思的健康状况调查结果

研究表明，目前由生活方式和行为因素引发的疾病几乎占到60%。英国《自然》杂志刊文称，未来10年，全球将有3.88亿人死于因不良生活方式引发的慢性病，其中久坐更被WHO看作十大致死致疾杀手之一。WHO指出，全球每年有200多万人因久坐而死亡。成年人中，习惯久坐或活动极少的比例高达60%～85%。卫生部公布的调查结果称，我国现有高血压患者1.6亿，血脂异常患者1.6亿。另外，还有肥胖者6000万，体重超重者2亿多，吸烟者3.5亿。

近年的心脏病发病率有年轻化

趋势，不少人40多岁时便需接受冠脉支架手术，20多岁便出现心脏病，主要的原因均与吸烟、酗酒、少运动及不合理的膳食有关。中日友好医院内分泌代谢中心杨文英主任牵头，于2007～2008年，中华医学会糖尿病学分会在我国选择经济发展水平不同的14个省市，对糖尿病进行了流行病学调查。调查显示，目前我国20岁以上人群的糖尿病患病率达9.7%，推算病人约为9200万人；糖尿病前期患病率达15.5%，推算处于糖尿病前期者约1.48亿人。研究结果在2010年3月25日出版的《新英格兰医学杂志》上发表。据专家介绍，根据这项调查结果，我国已成为糖尿病患者最多的国家。

不少研究已显示，未来10年由糖尿病引发的心脏病将超越高血压及高脂血症而成为头号杀手，应呼吁民众多做运动及减少进食脂肪食物，降低糖尿病发病率。另外尤其是年轻的吸烟者，应尽快戒烟，因为戒烟6年或以上才能开始减低患心脏病的风险。

2007年《中国医疗卫生发展报告NO.3》显示，慢性非传染性疾病已成为影响我国居民健康的主要疾病和死亡原因。慢病死亡人数占总死亡人数的比例已由1991年的73.8%上升到2000年的80.9%（约600万人）。城市和农村慢病死亡占总死亡人数的比例高达85.3%和79.5%。18岁及以上成年人高血压患病率为19%，全国高血压患者1.6亿；仅1991年到2002年就增加7000多万。截至2002年我国大中小城市和农村18岁以上居民患糖尿病率分别为6.1%，3.7%，1.8%；与1996年相比大城市人群患病率上升40%。目前全国有近3亿人超重和肥胖，其中18岁以上成年人超重率为22.8%，肥胖率为7.1%。仅1992年到2002年的10年间，国民超重和肥胖人数就增加了1亿，其中18岁以上成年人超重和肥胖率分别上升40.7%和97.2%。超重和肥胖更是城市

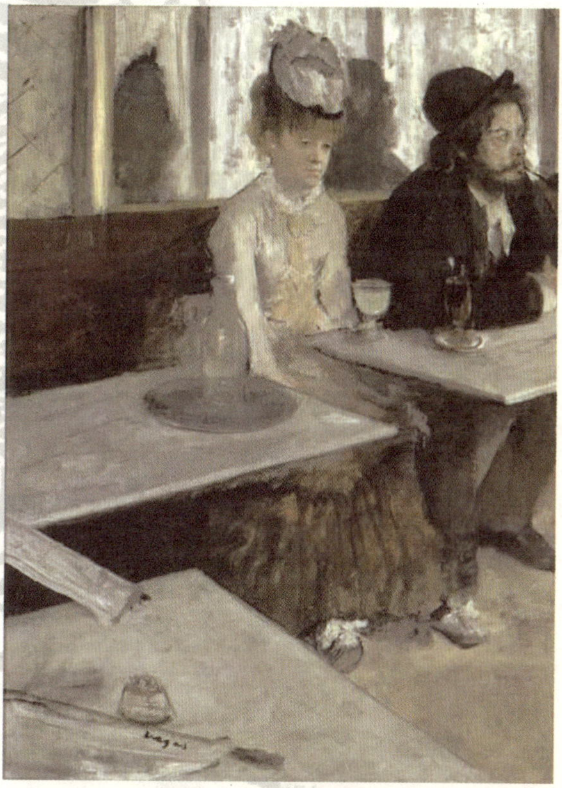

埃德加·德加《咖啡馆》

儿童和青少年尤为突出的健康问题。

目前我国居民饮酒率为21%，比1991年增长17.3%。国人男性吸烟者现有3亿人，约占全球吸烟者的1/3。全国居民吸烟率为24%，其中男性吸烟率为50.2%，女性为2.8%；城市居民吸烟率为22%，男性为48.2%，女性为2.6%。中国CDC（疾病预防控制中心）控烟办杨杰博士报告，我国每年死于吸烟相关疾病的人数约为100万，占全球因吸烟死亡人数的1/5，其中被动吸烟每年导致10万人死亡。2006年11月北京大学中国经济中心发布的《中国吸烟成本估算》显示，2005年，我国吸烟导致的疾病和直接成本估算为1665.60亿元，吸烟导致的间接成本是861.11亿元至1205.01亿元（包括误工损失、被动吸烟、火灾、环境污染等），烟民一年烧掉约2500亿元。中国医学科学院阜外医院顾东风教授等完成的研究显示，我国40～79岁人群中由吸烟所致死亡的前三大类疾病是：癌症、心血管疾病和呼吸系统疾病。2005年全国67.3万人死于与吸烟相关的肺癌、心血管病或慢性阻塞性肺疾病（COPD）。如加上30～40岁的人群，估计我国30岁以上成人吸烟致死人数将高达87万。《新英格兰医学杂志》刊发《中国归因于吸烟的死亡率》论著后，在全球引起巨大反响。吸烟带给国人的负担巨大，不仅远远超过了该年度烟草业上缴的利税，若再加上远期的间接危害，为此而付出的代价将更加惨重。

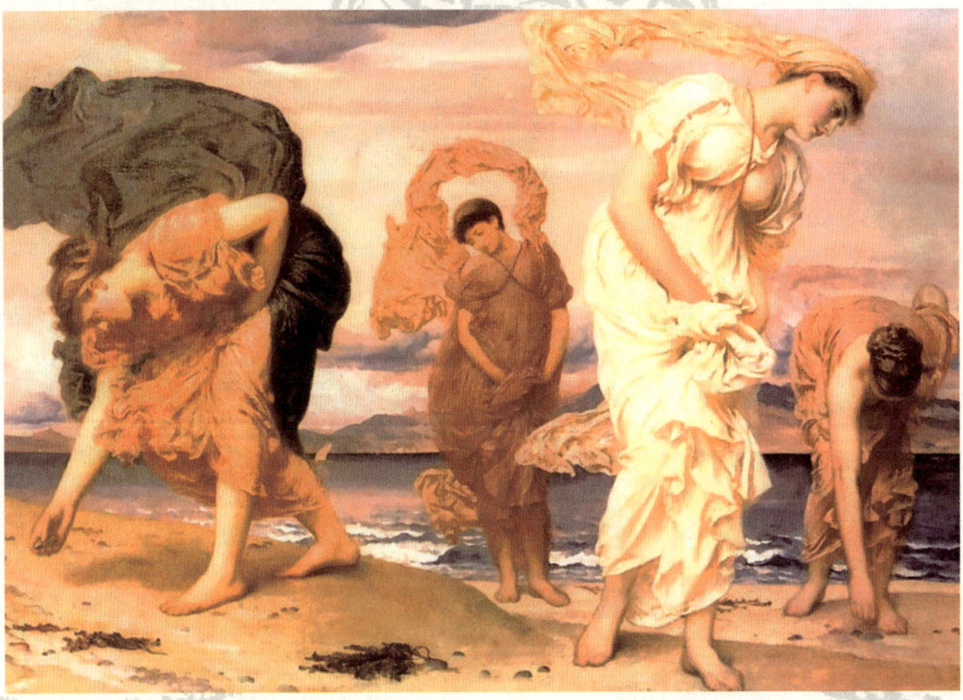

不健康的生活习惯和行为方式还与国人的工作性质有很大关系。居民职业性体力活动水平为轻、中、重度的比例差不多各占1/3；半数以上的劳动者在工作中以坐和站为主，行走时间短，以车代步，不爬楼梯乘电梯。许多人把较多的业余时间用在了久坐的有关活动上，看电视、上网等已成为不少人闲暇时的主要“消遣”，参加锻炼的比例仅为14.1%，其中城市居民为24.6%，农村居民为10%，经常锻炼的中青年人的比例最低，老年人较高。

2. 冷静思考，战略觉醒

现代社会的快节奏、高效率，烦心的事更易发生，心理负荷增加，社会适应不良，睡眠障碍。吃的多，动的少，久坐，熬夜，晚上不睡，早晨不起，烟酒无度。甚或性生活放荡、卖淫、嫖娼、吸毒导致的性病、艾滋病以及赌博等引发的系列健康问题。这一切不仅没因物质生活的富裕而得到遏制，反倒出现了更多不良的行为生活习惯，带来了不少有损健康的问题，无疑对糖尿病、心脑血管病高危人群的增多和慢病“后备军”的扩充起到促进作用。

不健康的生活行为方式造成的危害令人担忧，“白骨精（白领、骨干、精英）”英年早逝，环境污染等方面付出的巨大代价，严峻的现实已提示，慢病还将随人们生活水平的提高和老龄化社会进程的加快而进一步上升，年龄每增加10岁，慢病患病率就增加50%以上，这似乎也在向世人发出警示。

对此，国内外著名专家们一致呼吁世界各国应向这些隐形的杀手宣战。如2008年5月卫生部《健康66条——中国公民健康素养读本》和2007年11月英国《自然》杂志刊登一份由全球多家顶尖医疗卫生机构联合发表的倡议书等。他们给政府和百姓提出了若干建议。目的是帮助人类对付心脑血管病、

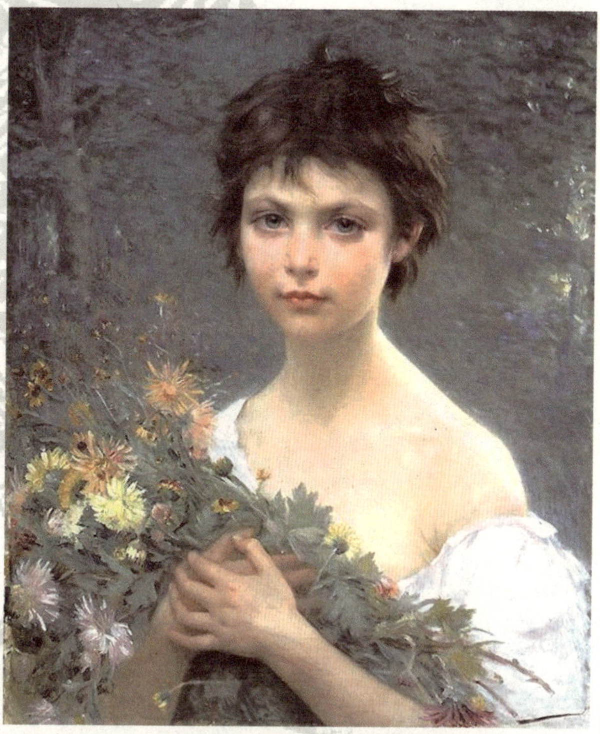

手捧鲜花的少女

糖尿病和癌症等死亡率很高的慢性非传染性疾病。1992 年，维多利亚宣言“健康四大基石（合理膳食，适当运动，心理平衡，限酒戒烟）”精辟地概括了当今世界预防医学的最新成果，其实质就是提倡健康的自我保护。

30 多年前，美国的“两降（降血压、降胆固醇）运动”，从中小学生入手，普及“两降”知识，到 2004 年冠心病病死率下降 59%，脑卒中病死率下降 64%。2008 年，欧盟心脏病专家在瑞士会议上，提出“不坐电梯爬楼梯”的口号。12 周后，测定有氧代谢能力平均增加 3.2 ml/（kg · min），使死亡危险性下降 15%，腰围缩小 1.8%，体重下降 0.7%，脂肪量下降 1.7%，舒张压下降 2.3%，低密度脂蛋白胆固醇下降 3.9%。中日友好医院李光伟在大庆市对糖尿病前期人群进行改变生活行为方式的 20 年研究发现，生活行为方式改变可使糖尿病发生率下降 43%，发病平均推迟 3.6 年。他采取行为干预，倡导健康的生活行为方式，如减肥、限糖、限烟、限酒、每天运动半小时、推广中国传统饮食，90% 以上的人都能接受。研究论文被英国《柳叶刀》杂志刊发，并组织专题研讨和推广。

近年来，一批有远见的学者着力于研究行为医学和环境医学等方面对健康的影响，以消除不良的生活行为方式和人为因素对生活环境的破坏。上海曾对一组心脑血管疾病的高危人群进行 2 年有效的生活方式和行为习惯的指导，此后，心

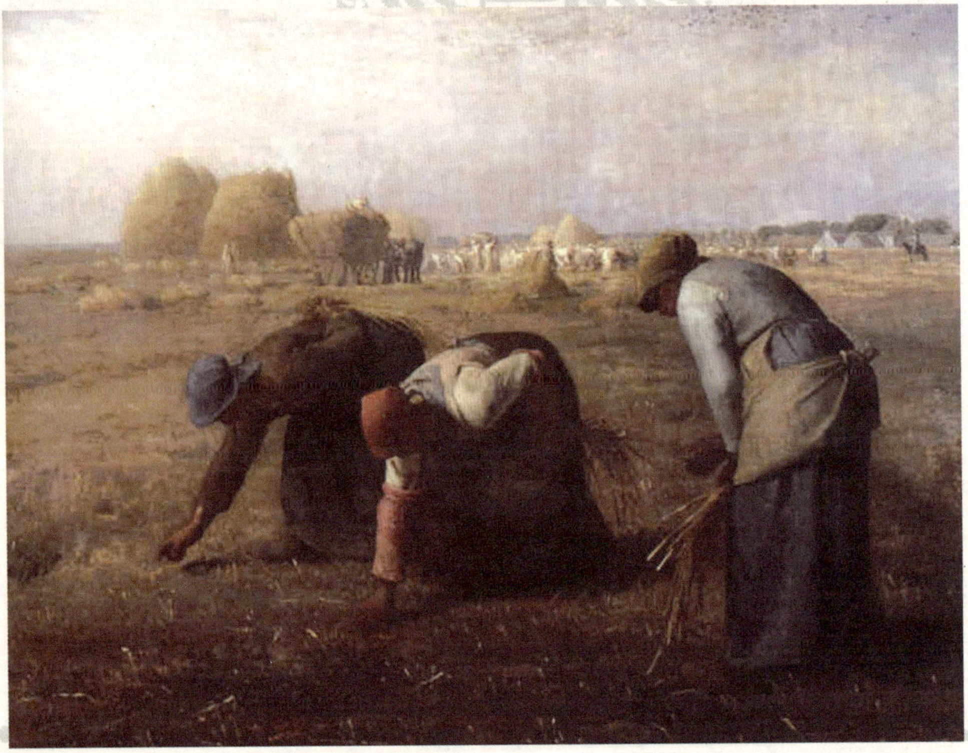

脑血管疾病的患病率分别下降了20%与18%。其他相关研究亦取得了可喜结果，并告诫人们对主要危险因素的有效控制，能够成功预防75%的心血管疾病发生和90%的心肌梗死的发生。但最令人担忧的现状是，公众对自身存在的行为危险因素缺乏关注，并存在着巨大的误解。且并没因现代社会的熏陶而调整个人不良的生活行为方式。相反的是，有些人士似乎像顽童一样，说起有关问题的理论来，滔滔不绝，看似什么都知道；而到了动真格时，反倒成了“说话的巨人，行动的矮子”。

3. 上下联动，从我做起，低投入，高回报，何乐而不为

无可争辩的调查数据，多少个“试验区”和个案的成功经验，不得不让我们冷静思考，慢病的防治关键在哪里？观念的更新决定方向，思路的正确决定成败，思想健康才能确保身心健康。拥有健康，才能创造财富，这是人生的基本法则。然而，社会迅猛发展、物质生活富裕的当今，能否抵御各种不良生活行为方式的“诱惑”，摆脱负性情绪的干扰……世上不少的事情，都是说起来容易，做起来难，“行为决定健康”更是如此：如大餐面前，能否经得起美味佳肴的诱惑，烟酒无度的控制，适量运动的坚持，心理平衡的保持等。

针对现状，依据21世纪的健康新主题、新概念及“上医治未病”、“大医治世”的最高境界，在未病的情况下积极防御，增强体质，避免发展到欲病状态。呼吁构建防治慢病的联合措施，在疾病的上游防治疾病的发生，特别是针对疾病的高危因素，采取相应对策，以防为主，防治结合，有效遏制慢性非传染性疾病的发病率和死亡率，打一场全民总动员的狙击战。唤醒人们改变不良生活行为方式和习惯，真正学会自己关爱自己。防止万病缠身时再去诊断和治疗，不单病人少受罪，家人少受累，重要的是减少资源消耗，减轻社会的负担。“一盎司的预防胜过一磅的治疗”之名言，在实施预防慢病的“战役”中，显得尤为重要。

诚然，疾控中心和有关机构应该重视传染病的防控，但不可否认的是，在慢病危害有增无减的当今，尚未真正把慢病防治列为重要日程。这既有健康教育经费和科研经费的匮乏、人手不足等客观现实难题，更有防治战略方面的问题需要认真思考和研究。慢病治疗方面的研究课题需要投入、需要突破，不容忽视的是低投入、高回报的预防措施在慢病防治中太重要了！

医学的进步对人类健康虽然起到了巨大的促进和保障作用，但完全依赖医学保证身体健康的思想，是非常可怕的。“在宗教强盛而科学无力的从前，人们误将神的力量当成药物；在科学强大而宗教势弱的今天，人们又误将药物看作神

力。”“药是神、神是药”的观念更是要不得。天然的食物是最好的药方。疾病的真正治疗者，乃是机体的免疫力。法国医学家蒂素曾说：“运动可代替药物，而所有药物都不能代替运动。”这些通俗的语言，蕴藏着深奥的哲理。而一些生活简陋、医疗条件并不好的老寿星，似乎也在向人们提醒着什么。

（杨志寅）